栗原　彬編

証言　水俣病

岩波新書

658

証言　水俣病

目次

目次

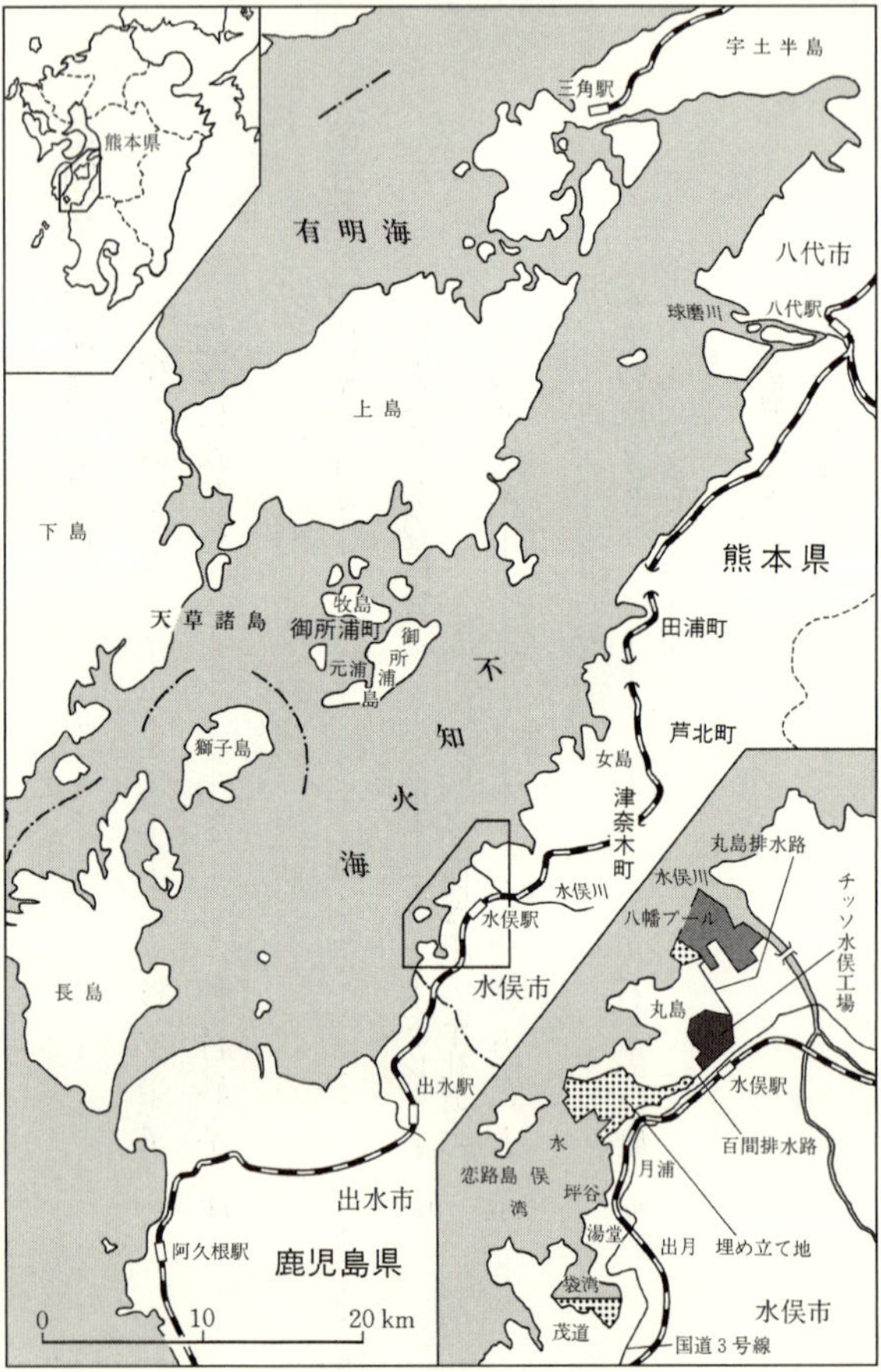

不知火海沿岸図と水俣市概要図

序章

死者と未生の者のほとりから

――水俣病者が語るということ――

栗原　彬

一　海に帰った者たちの声

ふたつの風景

記憶の中の不知火《しらぬい》の海。

水俣湾に切れ込む急斜面を息を切らして登っていく。夏の日の夕暮時。段丘で足をとめてふりかえると、恋路島を浮かべた海と空が、一面黄金色に染まっている。鏡面のように滑らかな内海は燃える天を映し、天は金色の炎の中に海の青を映し返す。不知火の海と天が、黄金色から紅へ、次いで紫から濃い藍へと足早に色を変えていくのを、この世のものではない風景を見る思いで、言葉もなくただ見届けている。この海が水銀をひそめた「苦海」と知っていても、不知火の海は美しい。

記憶の中の不知火の海は、荘厳の中に、水俣病に冒される前の生命世界の記憶をとどめている。魚《いお》が泉のように湧いて出る海だった。海際の段丘に家を建て、魚を捕り、庭先に野菜を作り、魚と穀物を交換する陸浜《おかばま》の暮らしがあった。客人があれば、やかんを火にかけて浜に下りて、魚やタコを捕って戻るとちょうど湯が沸き始める頃だった、と聞かされた。豊かで美しい海さえあれば、自然に寄りそうようにして日々の生を享受できた人びとだった。黄金色に燃える記憶の中の風景は、海にみちあふれる豊饒《ほうじょう》な生命たちと共に生きる生き方をひそめている。

しかし、今同じ段丘に立つ者は、それとは異なる風景を目にする。内海がなんと狭まってしまったことか。荒涼とした埋立地が視野を遮って広がり、今にも恋路島に地続きになりそう。表土は芝に覆われて公園風なのに、なぜ荒れ地にしか見えないのだろうか。もう海は天を映すことはない。

埋立地の下には百間港《ひやっけんこう》がある。チッソ水俣工場が百間排水路からたれ流した水銀を含むヘドロが埋め立てられている。猛毒メチル水銀で皆殺しにされたすべての生命が埋め立てられている。海に生かされてきた人間——死者、生者、未生の者——の魂が埋め立てられている。すべての水俣病の記憶を埋葬しようとする行政の企て。

海上の野仏たち

埋立地を歩いて海際に立つと、荒れ地の中に、そこだけがほっこりとあたたかい異風景が点在していることに気がつく。小さな石の野仏が、海を向いて点々と立っている。この異風景は、埋立地の裂け目だ。裂け目から、埋め立てられた記憶が噴出してくる。野仏は表土の上に立てられているけれども、実は百間の海の上に立てられている。海に帰った者たちの声が、海のざわめきと共に、野仏を通して聞こえてくる。

本書に収められた水俣病者の語りは、野仏の声に似ている。死者と未生の者のほとりに立って語られた言葉だからである。死者はこのように語りたかったのか。これから生まれてくる子は、こんなことを言いたいのか。

水俣病者の語りは、埋立地の風景を切り裂くようにして記憶の風景を甦《よみがえ》らせ、ふたつの風景の間に起こったこと、自らの存在そのものを矜持《きょうじ》をもって取り戻す闘いとしての生活行為を低声に語り出す。水俣の語り口をまじえて語られる生活の細部から、かつて生きられた海の生活世界とそれを破壊したシステム、さらに自らの甦りの延長上に開かれる生活世界の予兆が、一挙に浮かび上がる。

生きている言葉に「解説」は不要である。私は、この本に収められた語りが、それによって触発され、同時に異議申し立てしている社会的・政治的文脈、なかんずく埋立地の風景を構成するシステムの政治を素描しようと思う。願わくは、語りの意味が自ずと浮かび上がるように。次いで発語の水俣病への内在的な視角が、記憶の海の風景の再生に連動していることに触れたい。

二　水俣病の世界

たれ流し続けた水銀

水俣病の徴候は、遅くとも一九五三年には現れていた。人間が発病する前に小さい生き物が発病した。猫がよだれをたらし、激しく痙攣《けいれん》して、狂い踊りながら海にとびこんだ。鳥が空から落ちた。五歳の女の子が発病した。

一九五六年は、水俣病が多発した年である。チッソ（当時、新日本窒素肥料株式会社）付属病院長細川一博士から水俣保健所に届出があって、水俣病の発生が公式に記録された。「奇病」「風土病」と呼ばれた水俣病は、伝染病でなく、重金属中毒であることが、この年の秋に明らかにされた。

最初、急性激症型の水俣病が注目され、次いで人類史上例を見ない胎児性水俣病の発生が確認され、さらに一〇万とも二〇万ともいわれる慢性水俣病が見出された。

一九五九年に熊本大学医学部研究班が、水俣病の原因物質は魚貝類中に含まれた有機水銀であることを明らかにした。当初から、チッソ水俣工場の排水が疑われたが、厚生省食品衛生調査会水俣食中毒部会の答申は、原因物質が有機水銀であることを確認したものの、なお工場排水との因果関係は不明とした。一九六五年には、新潟水俣病が発見された。

政府は一九六八年に、やっと、水俣病の原因が、チッソ水俣工場のアセトアルデヒド製造工程中に副生されたメチル水銀を含む排水にあることを正式に認め、水俣病を公害病として認定した。この年、チッソは水俣工場のアセトアルデヒドの製造設備を廃止した。すなわち、水俣病の公式発見から一二年間、原因物質が特定されてからでも九年間、有機水銀を含む排水のたれ流しが続き、政府もそれを黙認したということになる。

チッソ水俣工場では、アセトアルデヒドの製造工程で、触媒として硫酸第二水銀(無機水銀)を用いた。この工程で副生されたメチル水銀等の有機水銀を含む工場排水が水俣湾に排出され、エラ呼吸と食物連鎖によって生物の体内に濃縮蓄積された。重金属の水銀は、メチル化することでタンパク質と結合して吸収されやすくなり、猛毒となって微量の体内摂取で人を死に至らしめた。今では、一九五〇年代から水俣病が急増した原因は、補助的な触媒を粗悪な鉄系の材料に変更し、また工場用水に塩素イオンが多量に含まれていたことによって、副生するメチル水銀が急増し、しかもメチル水銀を含む廃液を多量に捨てる操業が続いたためであることが明らかにされている(岡本達明、西村肇、赤木洋勝の研究)。

重層的なドラマ

しかし、水俣病事件、水俣病問題、水俣病の世界と呼ばれるできごとは、水俣病発生の機構に尽きるものではない。水俣病の全体像はいまだ明らかにされていない。

しかも、石牟礼《いしむれ》道子の『苦海浄土』(講談社文庫、一九七二年)、最首悟《さいしゅ》らの聞き書(最首悟編『出月私記―浜元二徳語り』新曜社、一九八九年など)、そして水俣病患者連合編『魚湧く海』(葦書房、一九九八年)を別として、水俣病の世界の内側からの肉声の証言は聞こえてこなかった。水俣病者は、自らを語り得ぬ者、サバルタン(服従者)と見なされてきた。しかし、水俣病者は口ごもりながら、そして時に沈黙の中にさえ、語ってきたのであり、市民社会が人間の声を聞く耳をもたなかったのではないか。

死者のほとり、未生の者のほとりに立つ者の声に耳を傾けること。語られた細部から、政治・社会システムと生活世界の全体像に迫ること。

水俣病者の声は、歴史の文脈の中にできごととして聞こえてくる。埋立地の風景を導く歴史の文脈をつくるものとして、国家・県行政・企業・専門家組織・市民社会をエージェント(行為体、機関)とする重層的なシステムの政治があった。その埋立地の風景を内側からめくり返すようにして、不知火の記憶の海を甦らせ、生命系を救い出してくる、水俣病者自身による存在の政治があった。水俣病の世界は、すぐれて近代という地平の延長上に展開される、現代日本の政治システムと人間存在とが拮抗《きっこう》する、重層的なドラマとして捉えられるだろう。

三　連鎖する差別の構造

社会病としての水俣病

日本思想史研究のすぐれた仕事をしてきたヴィクター・コッシュマンが「水俣病患者」という言葉を英訳したとき、私は目を見はった。彼の英語訳は Minamata disease sufferer であって、patient(患者)ではなかった。sufferer は、字義通りに言えば「受苦者」「受難者」「殉教者」「被害者」である。patient では、医者や医療に対する「患者」でしかない。sufferer はもっと広く社会総体の加害に対する「受苦者」を意味する。訳語の選択は、水俣病の捉え方に関わる。コッシュマンは、sufferer という言葉を選ぶことによって、水俣病が医学の問題にとどまらず、社会的な受難、もっと言えば社会的に構造的な殉教だと言っているのだ。

水俣病は社会病である。水俣病者はその歴史を通じて、身体と生命への加害に加えて、社会からの構造的で重層的な差別と排除にさらされてきた。最大の受苦は、差別され、侮辱されることだった。水俣病になってはじめて差別が起こったのではない。差別のあるところに水俣病が集中的に発生したのだ(原田正純『水俣が映す世界』日本評論社、一九八九年)。チッソの社員と市の有力者たちを中心域とする市民社会からも、伝統的な共同社会からも周縁、下層と見なされてきた漁師、陸浜《おかばま》の人たちに、より多く水俣病が発生した。

次いで、最初水俣病は伝染病と思われたから、買物をしても手でお金を受け取ってもらえないとか、隣家が垣根をつくるといった、家族ぐるみの伝染病差別が行われた。

水俣病が有機水銀中毒であることが明らかになってからも、差別と排除は続いた。水俣病と分るとおぞましいものを避けるかのように、人びとが潮が引くように遠のいて行った、といわれる。病気のために働くことができない上に治療費がかさんで、窮迫した暮らしに追いこまれる。荒屋《あばらや》が物語る貧窮とどん底の地位に差別のまなざしが向けられた。「チッソあっての水俣」と考える水俣市民たちによって、水俣病はその病名も含めて非難と攻撃の対象とされた。漁業協同組合は「魚が売れなくなる」と言って水俣病を隠そうとし、隠そうとしない漁師を排除した。一九五九年一一月、市長や、商工会議所、農協、チッソ労組、地区労など二八団体の代表は、チッソ水俣工場の排水即時全面停止は市民全体の死活問題であるとして、熊本県知事に陳情した。厚生大臣や県知事への病名変更の陳情は繰り返し行われた。当初、水俣の学校も水俣病の実態を子どもたちに教えなかった。議員、町村長、漁協幹部、各大字《おおあざ》・小字《こあざ》の地域リーダーを通して水俣病隠蔽の指示が流されて、認定申請しようとする者は共同体から排除された。

関係性の切断

一九六八年に水俣病が公害病と認定されたことによって、患者ははじめて差別のまなざしを押し返し、胸をはって水俣病を名乗ることができるはずだった。しかし、政治的に設定された判断基準と病像は、棄却者の山を築くためのものであり、「ニセ患者」キャンペーンが広く行われて、差別は続いたのである。

中央と地方、都市部と漁村、第二次産業と第一次産業、会社員と工員、市民と下層民、「表」と「裏」といった分割に、官と民、会社とムラ、「会社行き」と「陸浜」、「地つき」と「流れ」といった伝統的な身分の分割がからみつくことによって、水俣病への構造的かつ重層的な差別と排除が進行した。

差別を就職難、結婚難と個別化すると、差別の恐ろしさが消えてしまう。自分の立つ地面の底が抜けていくような孤立感、鳥肌立つような価値剝奪の恐怖、血を吐くような侮辱の痛み。

生態系全体の汚染による、家族ぐるみ、地域全体の発病ということがあって、協同の仕事に人を出せなくなり、助け合いの関係と共同性が断ち切られた。それに輪をかけて差別は人間関係をずたずたに切り裂き、家族と地域共同体の崩壊を加速した。水俣病は、生命、身体、アイデンティティ、世界観、文化、暮らし、家族、地域社会にわたる社会病と言える。

四　生産力ナショナリズムの政治

豊かさへのイデオロギー

水俣病は社会病であると同時に、政治病でもある。日本ばかりか世界的な広がりをもつ近代化を推進する政治の圏内で、政治システムは、水俣病を生み出す政治、水俣病を拡大・深化する政治、そして「人を人とも思わない」ジェノサイド(絶滅、皆殺し)の政治を展開した。

舞台は、前景にチッソ水俣工場、後景に不知火海。工場のアセトアルデヒド製造工程で副生された有機水銀を含む多量の廃液が海に無処理のまま流される。水俣病を導いたこの一つのできごとは、近代世界を席巻《せっけん》した生産力ナショナリズムの政治抜きには考えられない。生産力ナショナリズムとは、国家や会社などのシステム全体の生産力を増大すれば、人は豊かになり、幸福になるというイデオロギーであり、政策でもある。明治期の「富国強兵」から戦中期の「生産増強」を経て、高度経済成長時代の「所得倍増論」へと、生産力ナショナリズムは、一貫して近代日本の国是だった。

戦後日本は、一九五〇年代の世界的な技術革新の進行を助走路に、六〇年代に高度経済成長を推進した。国家官僚の主導下に政・官・財・学の権力同盟を推進母体として、何よりも経済価値を優先させ、生産力ナショナリズムに導かれてひたすら進歩と開発と経済成長を追い求め、「豊かな社会」と経済大国の実現が目ざされた。

国策としてのたれ流し

一九五五年、一党支配体制を確立した自民党は、通産省と連係して技術革新を進めた。技術革新の中心的課題は、国際的な石油メジャーの圧力の下に、化学工業を従来の電気化学から石油化学に切り換える「石油化」にあった。第一期の石油化計画に乗り遅れて、あせったチッソは、丸善石油と提携して千葉県五井《ごい》に石油化学の立地を進める。石油化の設備投資のために、旧設備の水俣工場のアセトアルデヒドの増産が必要だった。加えて、通産省も技術革新に逆行して水俣工場のアセトアルデヒドの増産を促し続けた。塩化ビニールの急速な需要増に比例して可塑剤《かそざい》の原料オクタノールの増産が必要であり、アセトアルデヒドからのオクタノールの製造は、ほとんどチッソが独占していたからである(宮澤信雄『水俣病事件四十年』葦書房、一九九七年)。水俣工場の稼働を続けさせること、したがって排水を停止させないことは国策だった。チッソは、一九六二年に五井の石油化学工場の建設を終えると、六六年、海への排水を停止し、六八年には、通産省による石油化に伴う義務づけに従って、水俣工場のアセトアルデヒドの製造設備を廃棄する。同年、政府ははじめて水俣病を公害病として認定する。

生産に必要な費用の一割ないし三割といわれる浄化装置の設置に要するコストを省いて、生産設備の増設にまわしたり、助触媒に手近で安価な、粗悪な鉄系の素材を用いるといった、後発的近代化の特徴を示す企業の手法に、行政も連係していた。

先進国に追いつき追い越せと唱道した生産力ナショナリズムの政治は、大量生産・大量流通・大量消費のシステムを急速に制度化して、一方に耐久消費財を満載した「豊かな社会」、快適で便利な都市型の生活を作り出すと同時に、他方では水俣病に見るような人間破壊、環境破壊、そして社会破壊を生み出した。

五　隠蔽の力学

「終わり」にする意思

一九五九年に、水俣病の原因が特定されると、踵《きびす》を接して、原因を攪乱し、水俣病を見えなくするシステムの政治が多次元的に働き出した。水俣病を見えなくする政治が、被害者の救済の遅れはおろか、水俣病の拡大・深化に手を貸した。国家と県の行政は、高度経済成長と産業界、なかんずく化学工業界への打撃を回避するために、水俣病の原因を知りつつ、工場廃液のたれ流しを黙認した。アセトアルデヒド設備の廃止と公害病の認定まで、取り返しのつかない一〇年だった。

水俣病の原因物質は魚貝類中に含まれた有機水銀であるとした熊本大学医学部研究班の報告を受けて、一九五九年一一月一二日、厚生省食品衛生調査会水俣食中毒部会が有機水銀説を確認する答申を厚生大臣に提出した。その翌日開かれた閣議で、当時の通産大臣で翌六〇年から首相として高度経済成長を推進する池田勇人《はやと》は、原因を有機水銀と特定するのは時機尚早と発言して了承され、答申は棚上げされた。食中毒部会の厚生大臣への答申に先立って、通産省は東京工業大学教授清浦雷作の有毒アミン説を主張する論文を広く配布した。また五九年八月に通産省軽工業局長に就任していた秋山武夫は、各省連絡会議で非水銀説を強調して、閣議で答申を葬り去る根まわしをしていた。さらに同年一二月、厚生省環境衛生部長の聖成《せいじょう》稔は、水俣工場を訪れて「原因究明にあたっては工場の排水を疑うという従来のやり方を白紙に戻して研究を再出発するから工場も協力してもらいたい」と述べている。すなわち、国は有機水銀説を否定するからよろしく、と言っているのである。チッソが「協力」、すなわち生産工程や排水についてのデータを公開せず、有機水銀説を実証した細川一博士の猫の実験結果を秘匿することを実行したことは言うまでもない(宮澤信雄、前掲書)。

日本化学工業協会に関りの深い学者たちは、行政と連係して、さまざまな異説を立てて水俣病の原因究明の攪乱をはかった。日本医学会会頭、東大名誉教授田宮猛雄を委員長とし、東京大学医学部を中心に組織されたいわゆる田宮委員会をはじめ、医学会は熊本大学の研究班に総攻撃を仕掛けて、水俣病のもみ消しをはかった。水俣病の原因は国が調査すると称して、経済企画庁(長官・宮沢喜一)を事務局に水俣病総合調査研究連絡協議会を発足させたが、有機水銀説を否定する学者がいつも議論を振り出しに戻したから、結論を得ないままに協議会は「自然消滅」した。

何度「水保病は終わった」ことにされたことか。きわめつきは、七七年判断条件である。一九七七年に環境庁(長官・石原慎太郎)が出した環境保健部長通知「後天性水俣病の判断条件について」は、有機水銀曝露《ばくろ》歴のほかに、事実上、視野狭窄《きょうさく》、運動失調、感覚障害を含む複数の症状の組合わせがなければ水俣病と認定しないという厳しいものとなった。その適用によって申請棄却と未認定の山が築かれた。七七年判断条件は、国家と産業界を守るために、認定枠を狭め、水俣病を全否定しようとした政治的企てと言える。

六　ジェノサイドの政治

近代を問い直す

政治病としての水俣病は、二〇世紀の権力の最大の病といわれるジェノサイド(絶滅、皆殺し)の政治の系譜に位置づけられる。政治病の機構によってたれ流された猛毒メチル水銀は、海のすべての生命のジェノサイドをもたらし、その延長上に、海に生かされてきた人間の死と受苦が訪れた。

アウシュヴィッツが陸の上のジェノサイド、ヒロシマ・ナガサキが空からのジェノサイドだったとすれば、水俣病は海からのジェノサイドである。ジェノサイドを導いたのは、二〇世紀初期からどの先進国でも行われた、断種や移民制限や強制排除を含む遺伝子浄化政策である。この政策が、優生思想と差別意識の産物であることは言うまでもない。同時にそれは、「戦争（国家）と生産（産業）に役立たない者」をどう処遇するか、その社会的コストをどうするかという「社会問題」への一つの解でもあった。すなわちジェノサイドの本質は、国家と産業の発展を優先させ、生命の尊重や人間の尊厳を二の次とする倒錯した政治にほかならない。

私たちは、この政治を、「人を牛馬の如く扱え」と言ったと伝えられるチッソの創業者野口遵《したがう》の言葉に、また植民地朝鮮の興南に、チッソが朝鮮窒素肥料として住民の激しい抵抗を排して工場用地を取得し、朝鮮人を戦時労働に動員した異民族支配の政治に、さらにまた、すでに見た高度経済成長を推進した生産力ナショナリズムの政治に見出すことができる。

被害者に適用される現代損害賠償論の平衡説もこの政治の論理を含んでいる。それは、産業の発展は多数の国民を豊かにし、幸福にするのだから優先事項とすべきである、その場合に必ず犠牲者が出る、犠牲者が負うマイナスは賠償金を払うことによって平衡を回復すればよい、という考え方である。

ジェノサイドの政治は、近代の例外や逸脱ではなくて、「最大多数の最大幸福」とエコノミーの原則という近代の中心から出てきた正統な嫡子である。私たちは今日「豊かな社会」のただなかからダイオキシンなどの環境ホルモンを生み出すことによって、緩慢な「沈黙の春」（レイチェル・カーソン）の季節を迎えつつある。環境ホルモン問題から遡行すれば、水俣病は、化学物質による日常的なジェノサイドの起点と言える。

水俣病をジェノサイドの政治の文脈で読み解くこと。それは、国民国家・経済・法・階級・性・教育・民族などの近代複合システムによる差別と価値剝奪の極限的なモデルを提示すると共に、人間の受苦と尊厳の底知れぬ深さを推し量る測鉛でもある。

七　「人間として」「相対して」

ふたつの問いかけ

すべての水俣病者の闘い、水俣病闘争とは何だったのか。チッソとの自主交渉や裁判を通して水俣病者が言ってきたことは、ふたつのことに尽きるのではないか。「死んだ子（親、兄弟、友人）を返せ」と、「人間として相対《あいたい》して謝れ」ということ。

「死んだ子を返せ」とは、死者は甦らないが、開発優先のシステムを改めて、未生の命を奪わないような社会をつくってほしい、そのことによって死んだ子の魂も癒されるだろう、ということになる。「人間として相対して謝まれ」という発語は、同じ人の子として永年の苦しみを受けとめて心から詫びてほしい、人間として正しくないことをしたと認めて、責任を取ってほしいということ。

しかし、人間として相対してくれという問いかけに、チッソも行政もついに答えなかった。いや、水俣病の公式発見から四〇年を目前にした一九九五年、政府・与党が提起した「最終解決案」は、ある意味では、その答えになっている。未認定患者三団体がこれを受け入れて、協定に基づいて、すでに総合対策医療事業が実施されている。

未認定患者たちは、「解決案」が何ら「解決」にならないことを知りながら、水俣病のことは自分たちが背負っていく、またようやく水俣病に理解を示し始めた水俣市民とのおそらくこれが最後の和解の機会になるだろうという思いから、この「解決案」を受け入れたのだった。いま、行政と市民社会による「水俣病は終わった」とする見かけの「決着」づくりが進行している。

奪われたアイデンティティ

ここで銘記しておきたいのは、政府が「遺憾の意」を表明し、最終解決策に「国の責任ある態度の表明」を記載するにしても、国が行政責任を認めず、未認定患者が水俣病患者であることを正式に認めようとしない点に変わりはないことである。国は水俣病問題のこの核心の部分に踏み込むことを回避して、一時金(一律二六〇万円)や団体への加算金など、カネのことに問題をすり替えてしまった。未認定のままに一時金を払うということは、あなたは「ニセ患者」だが、見舞金をあげるからこれで問題は解決したことにしよう、と言っているに等しい。未認定患者は、人間の誇りとアイデンティティ(存在証明)を国に奪われたままである。しかも、膨大な数の慢性水俣病の被害者が未申請のままに取り残されて、この人たちも申請の道を事実上閉ざされたことになる。従来の狭く固定的な病像によって見失われ、棄却され、未申請のままに置かれてきた、中枢性の感覚障害をはじめ変動する多彩な症状を示す慢性水俣病こそが本来の水俣病であって、それだけにいっそう深刻かつ広範な社会病にもなっている(原田正純『慢性水俣病・何が病像論なのか』実教出版、一九九四年)。

国が行政責任を認め、未認定・未申請の慢性水俣病被害者が水俣病として認められ、救済されない限り、そしてまた社会病が癒されない限り、「人間として相対して謝ること」が実現されたとは言えない。

「人間として」と言い、「相対して」と言う。この発語によって、生産力ナショナリズムの政治に抗して、人間と他者と相対する生き方としての政治、自然を破壊することなく、その自然を含む他者と相対し共生する存在形態としての政治が提起されている。田中正造《しょうぞう》が、谷中村《やなかむら》を壊滅させた開発本位の官許の「公益」に対して、自然を破壊することなく美村を養う人民の生き方をもう一つの「公益」として対峙させたことが想起される(田中正造「序」荒畑寒村『谷中村滅亡史』岩波文庫、一九九九年〔平民書房版、一九〇七年〕)。

関西訴訟などの裁判はいまだ係争中であり、「和解」後、たとえば県知事に質問状を送るといった、一人ひとりの闘いは始まったばかりである。被害者が、市民たちと「舫《もや》い」を作り、被害者が差別されない、また自然と共生する地域社会を創造するまで、水俣病は終わらない。

八　固有名をもつ存在

生命への感受性

本書は、ジェノサイドの骨灰の中から、人間の尊厳の回復を求めて、生き残った者たちが死者のほとり、未生の者のほとりに立ち上がった記録である。さまざまな仕方で権力の厚い壁に闘いを挑み、システムの政治にあらがった、その闘いの軌跡と、不知火の海に生き、あるいは生地を離れて暮らし、しかしいつしか記憶の水際、現実の「苦海」に戻ってくるといった生活史とが語られている。すべての証言者たちが、死者と未生の者の声を聞きながら立ち上がって歩み出す限り、その立ち上がり方、歩み方は、政治主義的な戦術などであり得ず、人びとの破壊し得ない存在そのものを矜持をもって押し出す生活行為にならざるを得ない。

この本の中でその人の存在そのものと出会うことは、水俣展で固有名をもつ遺影と出会う経験に似ている。一九九六年に開催された「水俣・東京展」の中心は、土本典昭《つちもとのりあき》夫妻による患者の遺影群と、緒《お》方正人《がたまさと》が水俣から東京へ魂を乗せて運んだ打瀬《うたせ》舟《ぶね》「日月丸《にちげつまる》」であった。前夜祭の時、本願の会の人びとが行った出魂儀によって魂が会場の「記憶と祈り」と名づけられた遺影の場所に招き入れられた。五〇〇の遺影は固有名をもって展示され、「この人は水俣一の蛸釣りの名人だった」というような短い文が付されている。固有名をもつ遺影の前に私が立つ。私が固有名をもつひとりを見ているはずなのに、私が固有名をもつ者として遺影に見られている。遺影のまなざしに照らされて、私も個として、素顔でひとり立っていることに気がつく。私が人間の素顔で立つことができて、はじめて素顔の他者と出会うことができる。水俣病問題のあらゆる場面に人間の素顔を見取ること。私たちは今まで加害者についても被害者についても、また私自身についても、人間的真実を問わないできたのではなかったか。

ひとりの証言を読むとき、なぜ私は遺影の前に素顔で立つことに近い感覚をもつのだろうか。それは、証言者が「水俣病の患者さん」一般としてでなく、固有名をもって自らの全存在を賭けて生活史を語り、現在の自分を語っているからである。ページをめくりながらゆっくりと存在の訪れを受け入れることは祈りということにとても近い。聖人ではない。欲望も矛盾も抱えながら、しかし生命への感受性、その意味でのやさしさをもつ人たちだから、そのまなざしに照らされて、またその声に呼びかけられて、私は私自身の生命への感受性を問うというドラマを生起させることができる。

水俣病問題の中に素顔の人間を見届けたいと私が考えるのは、私自身が曇りなく人間的な判断の下せる人間として生きたいと願うからだ。誰もが今日、組織の中で何らかの決定に遭遇しながら生きている。その決定が私の生命への感受性に抵触するもので、私も加害者になるかもしれないとしたら、私はどうするか。私がチッソの幹部だったら、チッソと異なる決定をしていただろうか。

九　水際に帰る

「舫い」のために

証言者の一人、緒方正人は、幼い頃父が額をすりつけて「魂、移れ移れ」と言ったことを記憶している。正人六歳のとき、この父が水俣病で激しい苦痛の中に死ぬ。正人も含めて緒方家の全員が水俣病に冒された。

正人は当初水俣病闘争に力を注いだ。しかし、認定制度にせよ、人権侵害と損害賠償をめぐって争う裁判制度にせよ、カネによる補償に行き着いてそこで判断停止となった。正人は人間のことと言えなくなった「システムの中の水俣病問題」からの離脱を決意して、運動組織から抜け、水俣病の認定申請を取り下げた。この離脱のとき、正人は悶え苦しみ、自分で「狂った」と呼ぶ状態を経験した。テレビやクルマを壊す「狂った」行為を繰り返した。正人は、己れ自身の中にチッソを見出して、恐れおののいたのだ。「狂った」行為は、亡き父のまなざし、声に照らされて「近代」と「チッソ」をかなぐり捨て、「人間」を探り当てようとする探究行為だった。この「人間」は、「漁業」に見るように、自然にとっては泥棒であり殺生者だと正人は考える。

正人は、本願の会の人たちと、ヘドロの埋立地に野仏を立てた。「舫《もや》い」のためである。死者、生者、未生の者の間の、人間と他の生命系の間の、また水俣病者と市民の間の、さらに加害者と被害者と傍観者の間の「舫い」である。

正人は、「水際」に帰るというイメージをもっている。人間も含めて命が寄り集う、あの水際に。現実に私たちが立つ水際は「苦海」に続いているけれども、記憶の水際は、豊饒な命、魂たちが湧き返っている。

記憶の水際に立つことができれば、私たちは、人間の欲望が社会の仕組みや制度に表象されて、いずれ大陸を「沈黙の春」で覆い、海を「苦海」に変え、水際に「埋立地」の風景を生み出さないではいない業《ごう》を直視することができるだろう。さらに記憶の水際でもあり埋立地でもある場所に立ち続ければ、埋立地の風景を内側からめくり返すようにして、その仕組みや制度を、もう一度固有名をもつ人間のこと、自分のこと、生命系のことに差し戻すことができるだろう。水際の甦りに共振する方へ、からだよ動け。

アコウの樹の下に立って耳をすますと、埋立地の下にぽちゃーん、ぽちゃーんと波の音が聞える(石牟礼道子「波と樹の語ること」『現代思想』一九九八年五月号)。野仏を見に埋立地を横切っていくと、海水の水たまりができている。埋立地の瓦礫《がれき》の下をくぐって、海もまた元の水際に戻ろうとしているのだ。

第一章

悲劇のはじまり

敗戦からまだ一〇年も経っていなかった頃のことである。九州は熊本県の南端、水俣市の漁村地帯で原因不明の病が散発しはじめた。当時、病名の付けられない病など珍しくはなかったが、一九五六年四月、この地方で唯一の総合病院であった新日本室素肥料株式会社(後のチッソ)水俣工場付属病院に、「狂躁《きようそう》状態を呈した」五歳の幼女、田中静子がかつぎこまれた。八日後、同様の症状で三歳の妹、実子《じつこ》も来院するにおよんで、院長の細川一は未曾有《みぞう》の疾患発生に気付き、五月一日、水俣保健所に通報する。「水俣地方に原因不明の中枢神経疾患が発生している」。水俣病発生の第一報である。調べてみれば、家族や近隣の発症がめだった。伝染性を疑った保健所による消毒や、異様、激烈を極めた重症患者の姿に村人は恐れをなし、「奇病」と呼んで忌み嫌った。以来、患者たちは半世紀近くにおよんで苦難の時を重ねてきたのである。

幼い妹が「奇病」に

下田綾子　熊本県水俣市月浦在住

しもだあやこ　一九四四年、現在の水俣市月浦生まれ。五六年、妹の田中静子、実子発病。五九年、静子死去。六二年、重い病状のまま実子退院。六四年頃、自身も発病。六九年、水俣病裁判第一次訴訟で両親・兄妹が提訴。七三年、勝訴判決。七六年、結婚。七九年、認定申請。後に三回棄却。八七年、相次いで両親死亡。以後、夫とともに実子の介護。九六年、総合対策医療事業の対象となる。

二人の妹が次々と発病

私の家は、チッソの排水口に近い水俣湾の坪谷《つぼだん》にあって、すぐ下が海になっているんです。潮が満ちてきたら家から魚が釣れるぐらいです。上の妹の静子は当時(一九五六年)五歳で、下の実子《じつこ》は三歳でした。

もう静子はうちの中でも一番明るい子でした。近所の人が通れば、お茶も沸いていないのに、「おじさん、お茶が沸いとるから飲んで行かんな」なんていうて人を寄らせてたんです。実子はいっつも、「静子ねえちゃん、静子ねえちゃん」ちいって静子のあとをついてまわっていました。二人には海辺が遊び場、運動場だったんですよ。貝とかビナ(巻き貝)を採るのが好きで、船をつなぐ波止場に小さいカキがいっぱいつくんですけど、潮が引くと、すぐ二人で弁当箱とカキ打ちを持って行くんです。静子は上手だったから、二人分ぐらいはすぐ採って、実子にも食べさせていました。

うちの父は船大工だったんですが、そのかたわら漁もしていましたので、海のものをいっぱい捕っていました。コノシロやボラなんかは刺し身にして、カマジャコは炊いて山盛りにして食べました。カキとかカラス貝なんかも毎日、味噌汁にして食べてました。いま考えれば、毒が入ったのを「美味しい、美味しい」ちいうて食べていたんですね。静子も実子もやっぱり魚は一番好きでしたから、たくさん食べていたんです。

昭和三一年(一九五六年)の四月一一日、夕飯をみんなで食べていたときに、静子がご飯をこぼしたり皿を落としたりするもんだから、父が怒って叩いたんで、よく覚えています。それが翌朝はもっとひどくなって、足がもつれて歩けなくなって、ようしゃべれんようになって、

二、三日してもそれがずっとつづいたんです。そして四日目ぐらいに目が痛いと泣きだして、それから目は見えなくなるし、手がかなわなくなって靴も履けなくなる。これは何かあるちいって病院をいろいろ廻ったんですけども、病名もわからないまま市立病院に入院することになって、そこで脊髄《せきずい》の水を注射針で採んなさったんですよね。静子はそれが怖くて、「もう帰ろい、もう帰ろい」というのが言葉にならずに、「もろい、もろい」ちいうてもう一晩中泣くので、皆さんの迷惑になるからと翌朝早く帰って来たんです。その日のうちに紹介されてチッソの付属病院に連れて行って、翌日から入院生活が始まりました。それから母はずっと病院で介護につくようになったんです。

静子が発病して一〇日ぐらいたってからだと思いますが、今度は実子が発病しました。私が実子を背負《から》って、「また実子も静子のようになってしもた」ちいってチッソの付属病院に連れて行ったんです。静子は急に症状が出てきたんですけども、実子のほうはだんだんきました。靴が履けないと指でさしていうたのが目にすがって(焼きついて)いますが、それが実子がものをいった最後でした。実子はちょうど三歳の紐解《ひもと》きの歳だったですから、家は貧しかったんですが、親の気持ちとして新しい洋服や靴を買ってくれていたんです。でも、それを着ることもありませんでした。

「田中さんところの子だけが奇病だ」

静子が病気になる前に、猫が狂い死にしたんです。もう私たちが寝ている所でも、恐ろしい声をあげて戸や障子にぶつかるので、びっくりして布団をかぶって。そして、石垣に突き当たるのやら、海に飛び込むのやら、火の中へバァーッと走って行くのやら、それで何匹も亡くなったんです。そのことを母が付属病院の先生にお話しして、初めて先生たちも猫の研究を始めたんです。あとになって、おかげで早く調べがついたとお礼いわれましたが、そのときはいろいろな人が「うつる」といったもんで、猫からうつされた「伝染病」ということになったんです。それで私たちはバスにも乗れずに、実子を病院に連れて行くときも背負《から》って人の通らない線路をずっと歩いて行きました。

昭和三一年(一九五六年)の七月末には二人とも水俣川のほうの伝染病棟に隔離されることになって、そのときには父が、「菌も出とらんじゃなかですか」といったんです。でも、入院費がただになるということで結局移されて、そこに三、四十日入院していました。その間、面会は一回しかできませんでしたが、そのときも帰るときに白い消毒液を噴霧器でかけられたもんですから、やっぱり線路をずっと歩いて私一人で帰って来たんです。それから、二人が伝染病棟に入院している間に、市役所の方たちが来て、うちと隣の家だけ家中に消毒剤を撒《ま》いていきました。私たちは村八分《むらはちぶ》にされて、買い物に行ってもお金を手渡しでは受け取ってもらえずに箸《はし》やザルで受け取られたり、家の前を鼻つまんで通られたりして、誰からも声をかけられなくなりました。

二人が入院してからはずっと、母は病院で付き添っていましたし、父も昼間は医療費や生活費を稼ぐために働いて、夜は病院に行っていましたので、私たちは両親と会うこともなく、中学生の兄と小学生の私・妹・弟と、子ども四人だけで暮らしました。そのときの心細さは、もう口ではいい表せません。

いろんな研究が始まって、もしかしたら海産物が原因じゃないかということで、それからうちの父も研究のために貝を採って炊いて干して、それをずっと五年間、熊本大学の先生に送りつづけていたんです。そして、近所の人たちもだんだん、「あれは奇病じゃなくてチッソの工場排水が原因じゃなかろうか」というようになっていったんです。近所にも患者はいっぱい出てきたし。だけど、「自分ところの子どもは田中さんの子どもたちとは違う」「自分とこは麻疹《はしか》から栄養失調になった」「田中さんとこだけが奇病だ」とみんないっていたんです。私たちは子どもだけでいましたから、みんなから見下げられてそんなふうにいわれたんです。

学校でもそうでした。朝は私が食事の用意をしたり、みんなのお弁当を作っていましたので、学校には遅刻ばっかりしよったんですけど、いつも先生は理由も聞かずに運動場の真ん中に立たせよったです。おかずを買うお金がないときはお弁当も持って行けませんでしたが、貧乏だったから先生に構ってもらえませんでした。だから私も学校がいやでいやで、あんまり行きませんでしたが、先生がそういうふうだったもんですから、行ったときにはみんなからいじめられました。掃除当番のときには、「奇病がうつって(うつるから)、机や椅子にさわんな」と友だちにいわれて。私はもう毎日、母ちゃんがおったらと涙が止まらなかったです。

静子の死

八月末からは、医療費がただになるからということで、二人とも熊本大学病院に学用患者として連れて行かれました。静子は翌年から小学校だったので、母もランドセル姿を楽しみにしとったんですけども、結局は背負《から》うこともなかったんです。熊大の病院に三年間入院してたんですが、脊髄から水を採ったときの怖さが頭にこびりついとったんでしょうか、ずっと泣きっぱなしでした。私も母に勧められて二回ぐらい会いに行ったんですけども、ずっと目も見えないままで、ものもいえないし、手も足も曲がってしまって、身体もエビが曲がったようにしとったです。そして昼も夜もずっと泣いて、泣きつづけて亡くなったんです。話せば淡々としてしまうんですけど、静子は本当に苦しんで苦しんで死んだんです。口ではいえないくらいです。今日、熊本大学に保存してあった静子の脳の標本を初めて見ましてね、ひどく小さくなっていましたから無理もなかったんだなと思って、残念でたまりません。

静子が死んだのは、昭和三四年(一九五九年)の一月二日でした。元日の夜分に父から、時間が一〇分過ぎたから命日は二日になったと電話があったんです。そして、その日の夜に母が静子のお骨を持って帰って来たんですけども、私もまだ小さかったので、人が亡くなったちいえば恐ろしいっちゅう思いがあったんです。

隣の娘さんが水俣病で亡くなったときも、バスにも乗れずに、解剖して中身のないのをおじさんが背負《から》って線路を歩いて帰って来らして、うちの横を通るのが窓越しに見えたんですけど、もう怖くて怖くて、足をぶらぶらさせていたのが今でも目にすがっています。だから静子が亡くなったときも怖くて、親戚はみんな来ているんだけども、そのときもやっぱり「伝染病」を恐れて誰一人手伝ってくれる人はいなかったです。枕元にあげるご飯を炊かんといかんのですけども、その頃はそとの井戸でなんでも洗って、ご飯も薪《まき》で炊いてたんですが、もうそとは真っ暗ですよね。私は本当に泣きながらひとりで米を研いで、松葉で炊いて静子を待っていました。そして、葬式が終わってからは、親戚もほとんど来なくなりました。

二人が発病したあと、相次いで祖父と祖母が発病しました。そのあと父と母も発病して、それから私にも症状が出たんです。母はずっと注射したり薬をもらって飲んでいたんですが、母なんかもう自殺しようかちゅうてですね。まわりの目が一番きつかったですから。

父は、自分たちは毒が入っとるとわかっとって魚を食べたんじゃないですから、チッソに責任をとってもらおうと昭和四四年(一九六九年)に裁判を始めたんです。父はもう一生懸命で、原告団の副団長として走り廻っていました。でも、裁判で病気が治ることもないですから、何のために闘っていたのかといえば、けじめをつけるためだったんです。三年九ヵ月後に判決がありまして、裁判には勝ちましたけど、それで親戚の人たちがまた来るようになったということもありませんでした。そして父も母も、残された実子のことを心配しながら、昭和六二年(一九八七年)に次々と亡くなりました。

実子の今

静子が亡くなってからも、実子は半年ぐらい熊大の病院に入院していたんですが、それから水俣の市立病院に移って、なんとか歩けるようになったので、昭和三七年(一九六二年)の八月、

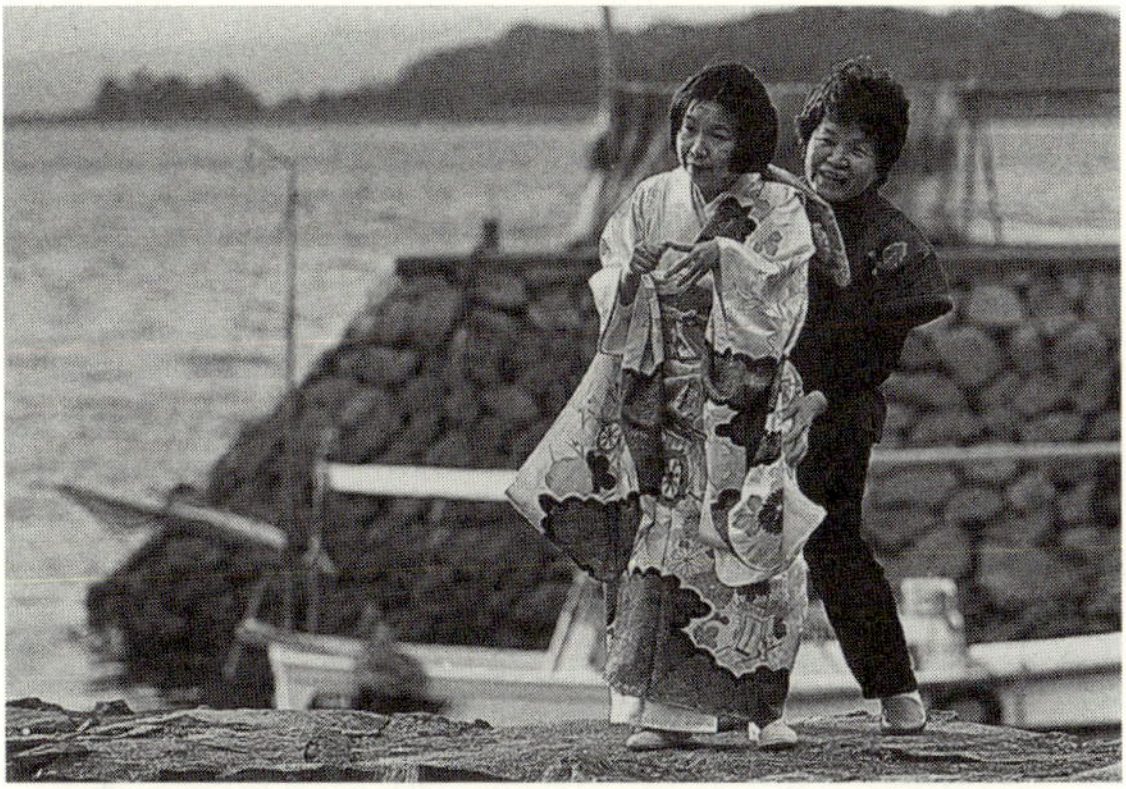

久しぶりに晴れ着で装った妹の実子さんと，自宅前の船着場を歩く下田綾子さん(1986 年，撮影：桑原史成)

九歳のときに六年半ぶりに家に戻って来たんです。しばらくは隠すようにして母と面倒をみていたんですが、成人式には晴れ着を着せて、みんなでお祝いもしたんです。

実子は父と母が亡くなるまでは夜もちゃんと眠っていました。そして今よりは太ってもいたしですね。けども、父が亡くなった夜から具合が悪くなって、睡眠もとれなくなって。また五ヵ月後に母が亡くなったでしょ。それが重なってもう二、三年、寝たきりのような状態がつづいたんです。やっぱり実子は実子なりにショックが大きかったみたいです。病院の先生は実子も危ないとおっしゃってたんですけども、持ち直したんです。今も体重は二五キロぐらいしかありませんけど。

父母が亡くなってからは毎日、食事から何から全部、私と主人で面倒みていますが、そういう生活がもう一〇年以上つづいています。でも、主人がとてもよくしてくれるからどうにかできるんです。お風呂に入れるときも二人でしないとできません。もう手首なんか変形して内側に強く曲げていますから、洋服を着せるのも大変です。食事も自分ではとれないですから、毎度毎度、口に運ばないといけなくて、一時間ぐらいかかって食べるんです。目はあまり見えないんですが、真っ正面だけは見えるので、私か、主人か、息子の嫁からしか食べないんです。他の人からは絶対食べませんし、知らない人がおったら、恥ずかしいという気持ちがあるのか一日中ご飯を食べません。それから大便も浣腸しないと出ないんです。

起きているときはじっと座っていなくて、ひざで立ったまんまクリクリクリクリ回ったり、気分がいいときはひざ立ちのまんま飛び上がったりして、加減がないのでひざに水がたまってしまうんです。そして今でも痙攣《けいれん》が来ます。激しい痙攣は初期の頃の激症患者だけと思われているみたいですけど、実子は今でも身体が硬直して、もう汗びっしょりになっておめいて(叫んで)、どこに頭をぶつけてしまうかわからんもんだから目が離せないんです。だからいつも誰かがそばにいないといけないんです。

そんなだから、実子も何のために生まれてきたかですよね。ずっと重症のまま四〇年間生きてきて、治る見込みがあればいいけども、もう治ることもないし。四三歳になりましたけど、本当に生まれてきたばっかりのような状態ですよ。何もいいませんから、何をしてもらいたいと思っているのかも全部こっちの判断です。でも実子も、私が外から帰って来て声をかけるとやっぱり笑います。孫が保育園から帰って来て、声をかけたりしても笑うんです。「やっぱり嬉しかやねえ」ちいうとるんですけどもね。そして、何かわからないけども、もう本当に悲しいように泣くときもあります。やっぱりいろんなことを感じるんだと思うんです。

悩みをかかえて

私自身の症状は、よく足がつったり、思うように話すことができないんです。それから耳鳴りとか頭痛がひどくて、頭痛薬をいつも飲んでいます。手や足のしびれもあります。薬を飲むと少しはよくなりますけども、気分的なものでしょうね。

私が発病したのは昭和三九年(一九六四年)頃ですが、静子や実子の様子を見ていたので、もう恐ろしくて水俣病になりたくないと思って、患者としての認定申請をずっとしなかったんです。それでだいぶ遅れて昭和五四年(一九七九年)頃、やっと自分の申請をしたんです。そのときには「保留」になって、「手の指が曲がっているようだから検査をしたい」ちいうてきたんですよ。そして手の写真を撮るのに、三人がかりで押さえつけてむりやり私の指をなんともないような形に伸ばして、そして自分たちの手は写らんようにして撮って行ったんです。そしたら、すぐ「棄却」ちて来たわけです。そんな形で三回、棄却になって、今度の和解(一九九六年)で医療手帳をもらえるだけは認められたんです。そしてテレビではもう水俣病は終わったみたいにいいますけども、私にとっては、生きている限り水俣病は終わらないことです。

私にとって、楽しみといえば子どもが大きくなることだけでした。今は孫もおりますが、孫が生まれてみて初めて安心しました。水俣病は有機水銀の中毒だから遺伝しないといわれても、自分の孫が水俣病になっとらんだろうか、どうしても不安になるんです。でも、そういうことは嫁にもいわれんし、誰にもいいならん悩みです。

実子は寝ると二、三日眠りつづけますが、起きているときは三日間ぐらい一睡もしないでいます。睡眠薬も飲ませているんですけど効きません。私は普段、人を笑わせたりして朗らかにしているので、私が病人の面倒をみていると思う人はあまりいません。でも、夜寝ないで実子の面倒をみていると、いろいろ考えて悲しくなるんです。これから実子はどげんなっとかと思うし。私が病気でもして面倒みられなくなれば、実子は病院でベッドに縛《くび》られて、もう解《ほど》かれるときもなくなると思うとです。他の人からはご飯を食べんから、病院ではもう点滴しかなかですよね。だから、私が元気なうちに亡くなればいいなと思います。そんなこともやっぱり人にはいわれない悩みです。

うちの実子が夜、寝ないことなんかはみんな知らないんです。私、いま初めてお話ししたからですね。今でも取材の方が来られますけど、やっぱり小さいときから人が信じられんようなことがいっぱいあったし、取材の方も、「ご飯ぐらい自分で食べるんでしょ」という感じで、実子のような重症患者のことをあまりにも知らないで来られるんですよね。ものめずらしさで来るような感じです。だから私は、いろいろな方が水俣病のことを話してくれって来なさっても今までずっと断ってきました。私がこういう所でお話しするのはこれが初めてです。それに、お話に行くといっても実子を放って行くわけにいきませんもん。でも、たまたま実子が夕べから寝たんです。そして明日の晩までは寝ているんです。それで息子たちが、「母さん、父さん、もう東京に行くときはなかよ。実子姉ちゃんも寝てるし、私たちが見てるから行って来れば」っていってくれたので置いて来れたんです。

いろいろありましたけど、私たちはどん底まで行って来ましたから、これからはもう何にも負けることはないでしょう。でも、今日はこんなにたくさんのみなさんがお話を聞いてくださって、本当にそれだけでも私、嬉しいです。

（一九九六年一〇月三日）

一家全滅の淵から

荒木洋子　熊本県水俣市月浦在住

あらきようこ　一九三三年、日本占領下の釜山《プサン》生まれ。三歳の頃、現在の水俣市に転居。三七年、生後間もない弟が原因不明の疾病で急死。その後、妹、弟も相次いで死去。五四年、父発病。この頃、自身も発病。五七年、父認定される。六四年、結婚。六五年、父が激症型で死去。六九年、水俣病裁判第一次訴訟に遺族原告として提訴。七二年、本人・母・妹も認定される。七三年、勝訴判決。その後、未認定患者の運動に家族として参加。九六年、夫と弟が総合対策医療事業の対象に。

家族全員が水俣病に侵された

私の家族は、父と母と私と妹の四人が患者認定されていまして、弟と私の主人は未認定だったんですが、平成八年(一九九六年)の和解で医療手帳をもらっていますし、弟妹三人も幼い頃に病名不明のまま亡くなっているので、もう水俣病で一家全滅といわれるような家族です。

最初から申しますと、私の次の弟が昭和一二年（一九三七年）に亡くなっています。当時の医学ではどうすることもできないまま、一年も生きられませんでした。

その次の妹と弟は生きていますが、妹はとにかくひどくて、注射の痛みを感じないほどしびれが強くて、そして手を握ることもできないんです。ご飯はどうにか箸《はし》で食べるんですが、それでも口のまわりがしびれているのでこぼしてしまう。普段はよだれも垂れ流しです。だからいつも洋服は汚れてよだれ臭くなってしまうんです。その服も自分でボタンをはめきらんから、ボタンのないTシャツのようなのを着せたほうが喜ぶわけです。そして言語障害がひどくて、一生懸命しゃべるんですが、何《なん》ばしゃべっているのかよくわからない。耳も遠くて、視野狭窄《きょうさく》で脇がよく見えないから、横から人が来よってもよけるということができないんですね。弟は私たちと同じ釜の飯を食ったにもかかわらず認定されず、今も精神病院にお世話になっていますけれども、以前は無断外出して家に帰って来てしまうので、ひやひやしておりました。

一番下の妹と弟は、二人とも二歳になっても三歳になっても首が座らずにぐにゃあっとして、夜も眠らずに泣きつづけて、昭和二〇年（一九四五年）と二三年（一九四八年）にそれぞれ亡くなりました。病院に行っても小児麻痺《まひ》といわれて片づけられましたが、いま考えると本当にそうだったのかなと思います。その当時は父も母も漁業が忙しかったもんですから、私は妹や弟をおんぶして、首の座らないのをタオルでひっぱって前の帯にくくりつけて学校に行きました。教室に座って先生の話を聞いていても、泣きだしたら身体を揺すりながら廊下に出て、廊下から教室の中の話を聞くというふうで、もうあんまりひどく泣いたら、しかたなく早引きしていました。外に遊びに行くのも、おんぶして行くという生活をしながら育ちましたので、ばあちゃんがいつも、「洋子はおんぶばっかりさせらるっで背が伸びらんとたい」といいよったのを覚えてます。

父の発病

私の父は、最初は時計屋でしたけど、好きで船を買ってから後は漁師のほうが本職になりまして、鉾《ほこ》突きでタコやらガラカブ(カサゴ)やら、メバルとかアワビ、ナマコなんかを捕っていたんです。魚が泳いでいるのを舟の上から大きな箱の眼鏡で見つけて、鉾でパッと突くわけです。海の中では鉾がパンと浮くので素早く突くんです。みんなから「鉾突きの名人」ちいわれて、自分たちで食べきらんほど捕って来れば市内に売りに行きました。私もいっしょに売りに出かけましたが、いま考えてみれば、水銀が入った魚を売っていたんですよね。それを食べた方たちはもう亡くならしたけど、あの人も水俣病じゃなかったろうかちゅう人がたくさんおられました。

そんな父が、ある日突然、具合が悪くなったんです。漁師は、ぽかぽか浮いた舟に波止場からぴょんと飛び乗りますよね。飛び乗ったつもりが、そこは舟じゃなくて海だったんです。身体も目もかなわなかったわけです。まあ漁師だから泳ぐのは上手なはずなんですけれども、なにしろ身体がかなわないからうまく泳ぐこともできなくて、そこで見ていた人たちが助けてくださったんですが、それが始まりです。

私がその頃使っていた手帳を最近ひっぱり出したら、もう昭和二九年（一九五四年）の九月、一〇月頃には父が海に落ちたとメモしてあって、ひどくなったのが一一月四日からです。よく煙草《たばこ》を吸いよったんですけど、手が震えるのでどうしても火が点《つ》けられないんです。水俣病の公式発見が昭和三一年（一九五六年）で、父は昭和三二年（一九五七年）に認定されていますけれども、そのだいぶ前から症状があったんです。

その頃、チッソの煙突の煙が黄色く変わってものすごく悪臭が漂ったんです。「くさいくさい。うわあ、なんやこのにおいは」といいながら市内を通ったのを覚えています。水銀は昭和七年（一九三二年）頃から流されたようですけれども、いま考えれば、ちょうど父が発病した頃から製造工程が変わって水銀が大量に流されるようになったんじゃないかと思うとですよ。

父の死

昭和二九年(一九五四年)の発病というと、まだ、水俣病が「奇病」「伝染病」ともいわれていない頃のことで、もう父は、第一号患者じゃないかといわれるくらい早く発病したもんですから、その病名をつけるのに相当苦労したんです。家の方角が悪いんじゃないかとお参りに行ったり、いろいろ神頼みしたり、父の不自由な身体を母がリヤカーに乗せて病院に行ったり。すぐ隣の鹿児島県にお灸《きゅう》の上手な人がおると聞きましたので、そこまで母がリヤカーで一時間ばっかりかけて連れて行って、また帰りも一時間、結局一日がかりで連れて行ったんですね。それでもしびれはとれない。

だんだん病気がひどくなって、そうしているうちに今度は脳に障害が出て、私らがご飯を食べさせても食べたのを忘れてしまうようになったんです。「わっどま、俺《お》がご飯な食わせんがね。ご飯ば食べさせんけん、ひだるか(ひもじい)けん、他人《ほかひと》ん家《げ》で食べさせてもらわんばん」と、フラフラしながら近所にいる父の妹の家に食べに行くので、こっちが気の毒になってしまってたまらんのです。畑したり漁したりして、みんながそれぞれやっと生活していましたから。

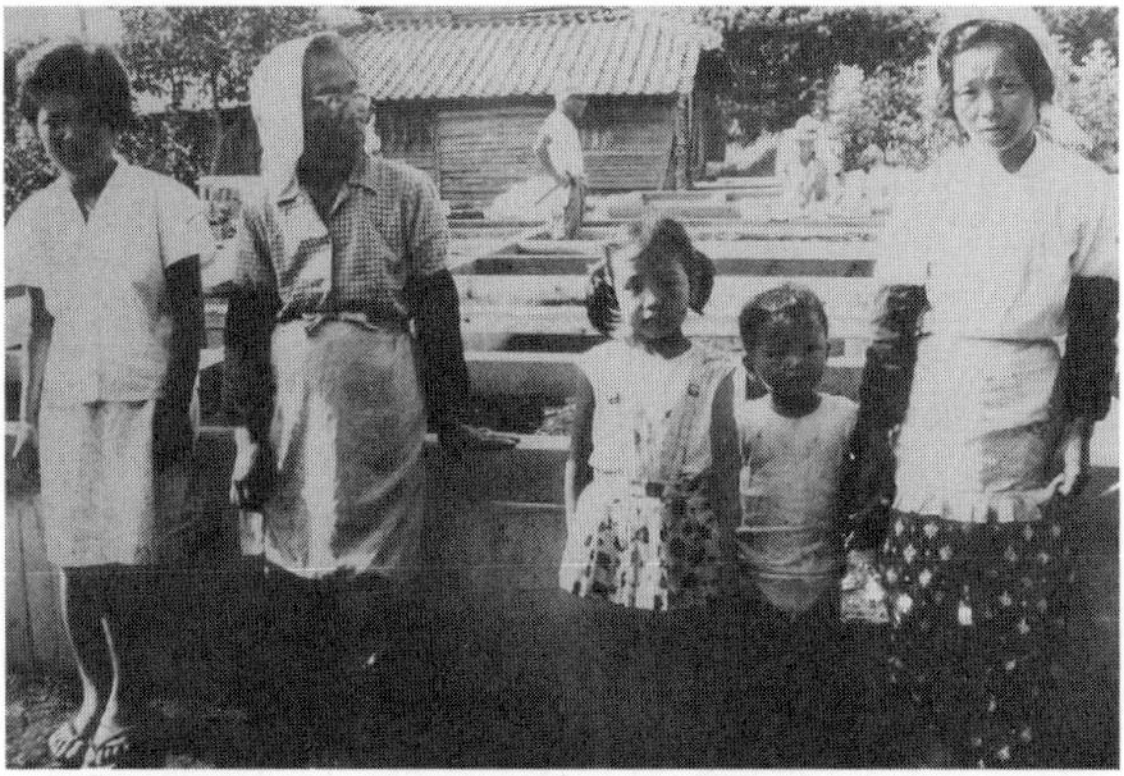

自宅の改築作業の合間に．荒木洋子さん(右端)と２人の子ども，母，妹(1970年，撮影：塩田武史)

父は親戚の家を泊まり歩いて、泊まった先で母と私の悪口をいって、さすがに他人の家には行かんだろうち思うとったら、その次にはもう、よその家にまで行くようになったんです。

そんなふうにして脳障害が出てきたので入院させたんですけど、そこでも夜中にワーワーおめく(叫ぶ)。大部屋でしたから、他の方の迷惑になるので出てくれといわれて、結局二ヵ月ぐらいで精神病院に移って、丸一〇年、もう本当に激症型で苦しみながら入院していました。歯も一本もありませんでした。とにかく父は症状が重かったから歯医者にも連れて行けないわけです。だから食事も歯岸《はぎし》(歯ぐき)でする。それには結局お粥《かゆ》か、みそ汁のようなやわらかいものですね、そんなものだけで、かわいそうな一生でした。

病気がひどくなっても、精神病院ですから付き添えないんですね。膀胱炎《ぼうこうえん》の手術で他の病院に移したときは付き添ったんですが、もう一番身近な母は寄せつけないんです。だから私が行ったんですが、身体におしっこの管が入れてあるのを抜き取って窓越しに投げるんです。しびれておっても、そんな力はあるんですね。管をまた尿道に入れるのに自分が痛い目にあわんといかんのだけど、繰り返すので全然目が離せませんでした。そこを退院してまた精神病院に戻っても、お腹の傷を不潔な手でさわってしまうので、なかなか傷がふさがらないわけです。ようやく、ああ良うなったなちゅう頃、肺炎を併発して亡くなりました。

入院中に父の認定は済ませたんですが、本人はもう何もわからんとです。私たちが面会に行っても嬉しいのか悲しいのか。持って行った土産《みやげ》と洗濯物をただ受け取って、自分の部屋にさっさ行ってしまうので、私は面会に行った帰り道、いつも汽車の中で泣いていました。もう面会に行くたんびに落ち込んでしまいよったです。乗換えんばいかんとにそのまま乗っとったもんですから、全然違う山のほうに行ってしまって、やっとこさ帰って来たことが何回もありました。

カルテには書ききれないほど

私たちを含めて二九家族が原告となった最初の裁判を第一次訴訟というんです。その裁判が始まった頃は、母は熊本市まで行ってカンパを集めたり、集会に出かけたり、いろいろと運動をしてましたけれども、父の看病をしながら子どもの面倒をみたり、お金がないもんで一生懸命野菜を作って売ったりしていましたので、いつも疲れていました。この水俣病は、疲れてくれば症状が出てくるんです。だから一生懸命がんばっとったけど母もとうとう発病する。そして、今度は私が看病疲れで発病するというふうでした。そして母と私と妹が昭和四七年(一九七二年)に認定されましたので、明水園《めいすいえん》という認定患者を収容する施設ができてからは、そこに母と妹が入園したんです。私は入園するまでもなかったので、一人で弟や妹たちの位牌《いはい》を守って家に居《お》ったんです。

母が寝たきりになってからも明水園が完全介護してくださるから、もう手は要らなかったので、子どもを連れて面会に行きました。判決のときには、うちの母の所にもいろんな放送局から感想を聞きに来られましたが、「勝ちましたけど、どうもできません。一度阿蘇《あそ》に行ってみたかったけど、そぎゃんこともできません。寝たきりになってしまいましたから」と母がいうのをそばで聞いておりました。その二年後に、母も亡くなりました。

私自身は昭和二九年(一九五四年)頃、小学校の購買部に勤めてましたときに、ボールペンを握っても全然力が入らなくなったんです。事務所で仕入れや支払いの帳簿を書かなきゃいけないのに、ボールペンが落っこちてしまうわけです。それが始まりです。

病院に行っていろいろ検査もしたんですけど病名もわからない。それで勤めも辞めなければならなかったんですが、それから毎日のように病院に通って、手を温《ぬく》めてマッサージをしたり、指を一本ずつ折り曲げる訓練や、腕が上がらなかったので上からひっぱり上げる訓練をしたり、一日何時間もやりました。それを二年半、毎日毎日つづけて、今はどうやら鉛筆も握れるようになったんです。

ところが、手がいうことを聞くようになって字も書けるようになったら、今度は内臓のほうが悪くなって、今でも私のカルテにはいろんな病名が書ききれないほどあります。とにかく頭痛がしたり、痙攣《けいれん》が来たり、急に頭がポーッとしてわからなくなったり、心臓、肝臓、膵臓《すいぞう》、もうとにかく〝臓〟はみんな悪くて胃腸障害もある。だからおそるおそる食べないといけない身体になってしまっているんです。それで痩《や》せてしまって体力もないんですね。何をしても疲れるのが早いんです。いつも薬は肌身離さずいっぱい持っていて、具合の悪いときには飲むようにしていますが、なるだけなら薬には頼らない生活をするように、家では漢方薬を煎《せん》じて毎日飲むようにしています。

今でも差別が

父のように水俣病が高じて脳に来た人の中には、汽車道《きしゃみち》に飛び込む人もおりました。そうして亡くなった人がうちの近所には何人もいました。うちの父も危なかったので精神病院に入院させたんですが、そうすると親戚の人から、「うちん親戚には、そん頭の悪か人はおらんとやっで」ち、父は悪くもないのに母と私がむりやり入院させたようにいわれて、親戚の中で母と私は孤立してしまったんです。そして、「奇病」「伝染病」といわれるようになってからは、私が勤めていた小学校でも先生たちがわざというんです。「荒木さんとこのそばば通るときは鼻つまんで行くっとよ。奇病ばうつるけん、今日もつまんで来た」と。

昭和三四年(一九五九年)にはチッソと患者との間に「見舞金契約」が結ばれましたが、ちょうど年の瀬で「もち代」として配られたわけです。それなら貰おうか、ということでうちも受けたんです。当時、父が認定されて三年たっていましたので、三年分で三〇万円出たんです。そのことを近所の人たちがとっても妬むんですね。今まで貧乏しとったから、お金が出れば雨漏りする屋根ぐらい替えようかと思いますよね。それで炊事場の屋根を替えたんですよ。そしたら、「わあ、金もらったでよか屋根になったな。うちでも水俣病になろうかい」ち、わざと私たちに聞こえるようにいいながら家の前を通るんです。家の前に来る行商の魚屋さんに買いに出ても、近所の人たちが、「巾着《きんちゃく》（財布）が空っぽになったから、おっどんも水俣病にならんばつまらん（いけない）」ち、そんなことをわざと聞こえるようにいうんです。

親戚からも学校や近所の人たちからも、そんなふうにいわれるのが一番つらかったです。その頃は私も意志が弱くて、もう自殺しようと思ったこともありました。父は入院していて生活は苦しいし、弟や妹も病気で自分も症状が出てくる。それに加えてまわりの白い目がとてもつらくて、それに耐えられずに睡眠薬を飲んだんです。何日か眠ったらしいんですが運が良かったんでしょう。助けられて目が覚めたときは、どうして生きているんだろうかちゅう感じでした。でも、それからは、水俣病は一生背負って行かなくちゃいけないんだから、心を強く持っていなければ生きて行けないんだと自分にいいきかせて、腹の底に力を入れまして、自分は長女だし、弟や妹のためにも母の手助けをして頑張らなくちゃいかんと気付いたわけです。水俣病のことで悪口いうならいえと居直って、二度と死のうと思わなかったです。

それからも、いろんないじめの言葉を浴びせられたり白い目で見られてきました。もうほとんどなくなったと思われているかもしれませんけど、今でもそんなことがつづいています。だけどそれに負けずに、私は今も差別と闘っています。

水俣病は終わらない

私は、弟と主人が未認定だったもんですから、未認定患者の運動もしていたんですが、結局、平成七年(一九九五年)に出された政府の解決案で、未認定の患者には医療手帳とちょっとした一時金という形で片づけられました。認定されたら最低一六〇〇万円補償されるところを、二六〇万円の涙金でもうあとは打ち切りですよ。そして、「今後、訴訟や自主交渉、認定を求める活動を行わないものとする」と、あとはもう何も運動するなちゅう項目があるんです。運動しなくてもチッソがいろいろしてくれたらいいけど、運動せんと絶対しないですからね。たとえば、認定患者に月々出る年金とか、湯治《とうじ》のための温泉券とか、そんなのも昭和四八年(一九七三年)の自主交渉で私たちが運動して初めて出るようになったんですけど、今度の場合はもう何もできないわけです。昭和三四年(一九五九年)の「見舞金契約」と同じですよね。だから私にすれば、患者はだまされたと思っています。

そして和解したんだから水俣病はもう済んだんだと、近所でも日本全国でも、そう思っている人が多いと思います。でも毎日毎日、病気と闘って、夜、床《とこ》に就《つ》くとき、「今日は無事に生きられたな」ち、不安がいつもあります。和解しても、今でも多くの患者が病気と闘い、そして差別とも闘いつづけているんです。決して水俣病は終わっていません。

（一九九六年一〇月一日）

第二章
隠された被害

チッソの前身である日本窒素肥料株式会社は日露戦争後の一九〇八年、水俣に誕生した。第二次大戦前には「新興財閥の雄」といわれるまでに成長し、帝国日本の植民地政策にのって朝鮮半島をはじめアジア各地に進出。敗戦によって総資産の八割を占める海外資産を失ったものの、五〇年代の日窒は日本を代表する化学企業であり、工業化を急ぐ国家にとっては保護すべき重要な生産力であった。その主力工場であり、県内一の納税額を誇る水俣工場の排水が水俣病の原因として疑われ始めたのは、水俣病の発見よりわずか半年後である。しかし、行政が進んで原因究明や被害防止にあたることはなく、また住民検診により患者発見につとめることもなかった。なかでも、漁によって生きる離島の人びとと、不知火海沿岸より出郷した人びとには、後々まで救いの手が差し延べられず、この隠された被害者たちが声を上げるのは、七〇年代も後半になってからのことであった。

漁を奪われて

荒木俊二　熊本県天草郡御所浦町在住

あらきしゅんじ　一九三一年、現在の天草郡御所浦町生まれ。六〇年頃まで、水俣湾周辺にも出漁し、この頃から感覚障害や頭痛の症状が出る。七〇年代に症状が悪化。七七年、認定申請。その後、御所浦島の未認定患者のまとめ役として環境庁や県と交渉。七八年、保留処分。「待たせ賃訴訟」を提訴。九二年、棄却処分となり、環境庁に行政不服審査を請求。九六年、家族全員が総合対策医療事業の対象に。

魚がご飯の生活

私は御所浦《ごしょうら》という島で生まれ育ちました。この島は水俣から十四、五キロの距離で、不知火《しらぬい》海《かい》のちょうど真ん中辺りにあります。漁師の島で、米は全然とれない所です。昔は、半年は芋、半年は麦で、米いうたらお客さんがみえたときか病気になったときぐらいやった。だから魚がご飯で、芋・麦がおかずのごたる食べ方だったです。だけん、もう魚の食べ方が他とは全然違うわけです。いつも刺し身が多かったですが、なかでも多いときは大きな魚鉢《さかんばち》に三つぐらい、山ほど盛って食べ放題です。そしてそれを朝、昼、晩と食べよった。自分で捕って食べて、漁に行かない家には分けてあげて、もう島の人間はみんな魚を食っとるわけです。

やっぱり捕りたての魚はうまかですよ。肉は二、三回食えば飽きがくるけど、魚は飽きがこんですもん。タチ（タチウオ）なんかは刺し身で食うと一番うまかです。普通は三枚におろして身を縦に切るけど、煮つけとか焼《や》き魚《うお》をするときのように切り身にしてヒレを落として、そして骨ごと薄く横に切る。そうすっとタイの刺し身よりうまかです。だけん身体には一番良かわけですよ。骨ぐるみで食っとるから。東京に行ったとき、一度、ホテルのレストランで刺し身が出てきたけど、もう食べられんとですよ。柔《やお》うて味がなくて、甘味がないな。

御所浦の漁師は、その人その人の漁具でいろんな魚を捕るから、食べる魚の種類も多いわけです。魚の捕り方には、一本釣り、吾智網《ごちあみ》、巾着網《きんちゃくあみ》、流し網なんかがありよったです。

一本釣りでは、タチとかチヌ（クロダイ）の他に、スズキ、アジ、クロ（メジナ）、メバルなんかを釣りよったです。吾智網は、一艘《そう》の船で網を下ろしながら丸く走って、そして網の両端を巻き上げながら魚を網の中に追い込んでいく。それを一日何回もやるっとです。それにはコチの他に、もうハモでもエビでもヒラメでも、なんでも入る。巾着網というのは、夜、集魚灯を焚いて魚を集めっとです。二艘の船に四、五十人乗っとって、夜明けにその灯を囲むように網を丸く張って、網の底をしぼりながら巻き上げる。これもなんでも入るってですよ。イカでもタコでも、灯に着くやつはなんでも捕れるってでな。盛りのころには御所浦に巾着網が四〇統《はり》ぐらいあって、一万ぐらいの人間が島におったですもん。

私がやっとった流し網は、網を海底に流しとくわけ。そうすると、それに魚がひっかかってくる。陸《おか》でいえば、かすみ網ですたい。これもいろいろ捕れるってですもんね。私がやっていたのは、チヌやスズキやマナガタ（マナガツオ）を捕る網と、アジやタチを捕る網。網を三時間ぐらい流して捕るわけです。それから、磯立て網というけど、一晩寝かしとって捕る網。これにはイカとかタイとかタコとか、いろんなものがかかる。その三種類の網を私は使いよったです。

そして、魚にもシーズンがあっとですよ。タチなんかは、冬場は吾智網で捕りよるけど、旧暦の四月ぐらいから流し網で捕るわけ。タチはお盆ぐらいまでで、お盆から先はチヌ捕りばしよったです。チヌは六〇〇グラムぐらいから一キロ二〇〇ぐらい、大きいやつは一尺三寸（四〇センチ）ぐらいあっとな。一〇月の中旬までチヌを捕って、それから半月ぐらい遊んどるけど、それから今度はスズキになるんですよ。スズキは一一月の頭に入ってからな。大きいやつは一メートルぐらい、四、五キロありよったな。年を越して二月ぐらいまではスズキをやる。春も近くなればもうようけは捕れんたいな。そのあとは磯立て網を使う。イカとかカレイとか、いろんなもんがかかっとですよ。梅雨《つゆ》の明ける六月ぐらいまでやるかな。

親の代から漁師やけど、家を継いで流し網を始めたのが昭和三二年(一九五七年)、二六歳のときやった。それから、どんどんどんどん生活も豊かになった。私は中学あがってすぐ巾着網の網子《あみこ》をしとったんですが、人からもらう金では出世できないと思って、二六歳のときに一三万円借りて流し網を始めたんです。でも、二ヵ月ぐらいは魚を捕りきらんやった。やっぱり、潮の流れとか網の倒れ方とか、ようわからんでね。だから、とにかく研究したな。網をまとめて海に沈めてずーっと見とって、底に着いて垂れ下がる状態を見て、そして錘《おもり》も調整して。そしたらもう一、二を争うぐらい捕ったですもん。みんな感心してしもうてな。

タチは一番多いときで一日、四貫(一五キロ)箱で一五〇箱二〇〇〇匹ぐらい捕れて、ときには十四、五万円の水揚げになりよった。アジは五、六十箱、数えきれないほど捕れて二、三十万。チヌは一匹一〇〇〇円のが二、三百匹も捕れて、一日二〇万円ぐらいになったこともあっとです。調子がいい頃は、月に五、六十万円ぐらい揚げとったな。午後の三時頃から網を流して、大漁のときはもう夜中の二時頃までかかっとですよ。今は魚群探知機があるけど、私がやり始めた頃は勘で捕ったっです。この魚はここで捕れたから、残りの魚はどこに行って休んで、またそこから移動してどこに行くという、そん勘が的中しよった。そん頃、私は毎日、大漁旗立てて帰りよったもんな。

それだけ人に負けんごと捕るようになって、最初、船は友だちから借りたもんやったけど、二年目には三四万円出して船を買《こ》うて、三年目に今度は新船を造ったですよ。エンジンだけでその当時一五〇万円ぐらい、船が五〇万円やったかな。二〇〇万円ばっかかけて、島で一番速い船に乗っとったもん。そして三〇歳のときに今の土地を買うて家建てて住んどっとです。だから、漁師ができたらもうサラリーマンなんか馬鹿くさいといいよったんですよ。

魚が大量に浮いた

昭和二十五、六年（一九五〇、五一年）頃、猫が狂い死にしよったです。水俣と比べても、とにかくいろんな魚を大量に食べるから、御所浦は猫の狂い死にも早かったんじゃなかでしょか。私の家にも猫が五、六匹おったけど、もう泡を吹いてキリキリ回っとです。二匹は目の前で死んで、あとはどこかで死んだんでしょう、とうとう帰って来なかったです。

昭和三〇年代に入ってからは、「変な病気がはやっとるんじゃ」「伝染病じゃ」という声が聞

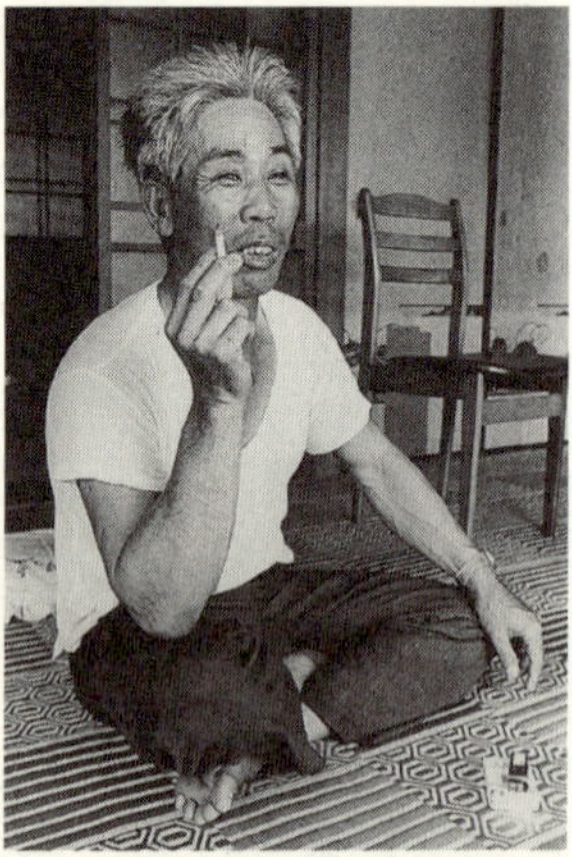

荒木俊二さん，自宅にて
(1983 年，撮影：宮本成美)

こえてきました。私も吐き気がして、食べても、ひもじかってもゲッゲッいうとですもんね。てっきり胃ガンじゃなかろうかと思うて検査受けたけど、医者から、「あんたの胃は丈夫な胃やがね」といわれて、「そんなら心配いらんな」ちいうとったです。

昭和三四年（一九五九年）には水俣病で魚の売れ行きが悪くなって、生活が成り立たなくなったので、チッソに対して「漁民暴動」を起こしたんですよ。そのときの補償金が、漁協の組合員に対して一戸当たり四〇万円で我慢してくれということやったです。その頃が一番、生活が苦しかった。魚は捕っても売れんし、売れても安いし。終戦後には一万人ぐらいいた御所浦の人口が、その頃から主に関西に流れて今ではもう五〇〇〇人を切りました。

昭和三十五、六年（一九六〇、六一年）頃には魚が大量に浮きよったです。水面にいっぱい浮いてしまって、ヒレをピリピリ動かして、まだ生きとる魚も多いわけです。それを、よおけ（たくさん）拾って行く人もおった。その頃はアラなんか値がはりよったし、一メートルぐらいの大きいのが生きとるわけだから、市場に持って行ったりすっと、すぐ何万円かになるわけです。網を下ろしてから上げるまで暇もあるし、船の上で弁当食べるもんだから、たまには生きとるのを捕って食ったこともあります。とにかく底を這《は》いまわる魚に限って浮いとったってですね。産卵時期の魚は海の底を這うとです。だけん産卵時期の魚が一番おいしいわけ。タチなんか潮《しお》目《め》に沿って浮いて、海が真っ白く映ったですもん。夕ビ(たも網)ですくえばいっぱい入る。もう逃げきらんわけやから。また、食べてもまずくはない。だけん漁師は水銀が入っとるとは知らんから、捕った魚をばんばん食いよったわけです。

「御所浦に水俣病患者はいない」

魚が大量に浮いたその頃、捕った魚を水俣の魚市場に持って行くと、変なうわさを聞くんです。「あそこの娘は親が水俣病と認定されたので離婚されて、子ども二人かかえて戻って来た」と、そんな話をあっちこっちで聞くわけですよ。御所浦でも私の住んどる元浦《もとうら》という部落は五十二、三軒あるけど、当時はテレビもなくて、新聞をとっとる家も二、三軒しかなかったし、離島やからニュースが入るのも遅いですよね。だけん、御所浦にはそんなうわさ話ばかり入ってきとったわけです。

だから、役場の人とたまたま道で出会って、「髪の毛をちいっとくれんな。水俣病を調べっとじゃ」ちいわれたときも、「おれには関係なか。元気じゃがね」っていって走って逃げたっですが、そのあと私のいない時に家にも来て、家族の髪の毛を切って持って帰っとるんです。そのずっとあとになって支援の人からその毛髪水銀のデータを見せてもらったら、みんな非常に高かったわけですよ。何十ｐｐｍとある。親父は七二歳で亡くなったけれども、もう死ぬときはまったく水俣病に間違いなかったです。熊本大学の先生方から何度も手紙が来たり、家まで検診に来てくれて、「水俣病に間違いないから認定申請しなさい」といわれたけれども、私は、「ちょっと待ってくれ。子どもの結婚に差し障るからだめだ」といって、母と私で親父の申請を止めたってですよ。結局、親父を犬死にさせてしまったわけです。

役場が申請の手続きを手伝うようになったのはつい最近のことです。それまでは助役が真っ先に、「御所浦には水俣病患者はいない」といっとった。それはなぜかといえば、御所浦は漁で生活を支えている島やけん、魚が売れんようになれば困るからです。昭和四三年(一九六八年)に園田 直《すなお》厚生大臣が水俣病を初めて公害と認めたときも、正しい情報は伝わって来んかったし、狭い島だから変なうわさもなくならず、それでみんな申請せんやった。だけん、御所浦の患者は申請が遅れてしもうたわけですよ。

その後、毎年、熊大の先生や医学の学生さんたちがたくさん自主検診に来てくれるようになって、私も宿などいろいろ世話したけど、ずっと以前は公民館さえ貸さなかったんですよ。私が三八歳のときに部落の区長になって初めて、反対を押し切って使わせるようにしたんです。

私も、昭和四八年(一九七三年)に熊大の原田正純《まさずみ》先生から検査を受けたとき、すぐいわれたですね。「早く申請せんばだめだ。もう体、悪うなっとっとぞ」と。それでも、子どもの結婚のことを考えたら申請する気になれんやった。それで、なんじゃかんじゃいうて断って逃げていたけど、二、三年たつうちに腰が痛くなったり手足が震えたりして、毎日病院通いするようになったもんで、このままじゃいかんち思って昭和五二年(一九七七年)の正月、「荒木さん、まだ踏み切りきらんね」ちいわれたときに、「もう親父も亡くなったし、子どもも一人前で嫁いでしもうたし、ここらで頼みます」といって、四五歳のときに申請したんです。

タバコの火も熱くない

私は、もう四〇歳ぐらいのときには自分でも水俣病だとわかっとったんです。水俣病の様子は水俣の人からいろいろ耳にしとったから。最初はとにかくつまずくんです。ちょっと釘を打とうと踏み台に上ったりすると、よろけてこけたりして。おかしいなあと思っている間に、今度は釘を打ち外して手を打ってもあんまり痛くなかったですよ。けれども後で見たら内出血して黒ずんどったっです。おかしいなあと思って手をつまんでも痛くない。感じるまでタバコの火を手につけてみよったです。今でもその傷痕《きずあと》が残っとるけど、それでも熱さがわからんわけです。

私が四八歳ぐらいのときのことです。友だちが養殖をしとって正月前で手が足りないから手伝いに行ったわけです。そして夕方、正月の魚にしてくれと土産《みやげ》にブリ二本もらって、まあ一匹で四キロぐらいあったかな。私の家は海岸から六〇メートルぐらい上がった所にあって、魚のしっぽを握って上って行くと、途中で魚がすべころがっとですよ。指の力が抜けてしまって持てないわけ。そのときは下からおめいて(叫んで)家内に取りに来てもらったけど。私はそれまで腕相撲では負けたことがないぐらい力はあったんですよ。昔は船のエンジンは手で振って起こしよったけんものすごい力がついたんです。それが、だんだんだんだん、力が入らなくなっていってしもた。

五〇歳ぐらいから、下向いてる仕事ができなくなったもんだから、漁師もやめたんです。漁の仕事はそのあと長男夫婦が継いでくれたけど、最初は、長男夫婦からも私の家内からも、私が偽《つく》り病《やまい》しとるといわれたですよ。船で網を上げるときは魚をはずさなきゃならんから下向いて仕事をするわけです。それで下向いとると後頭部が痛くなってきて、我慢して仕事しよれば、頭痛しだして吐き気がきよったですよ。いつもはそうでもないのに吐き気がくればもう歩くこともでけんわけで、もう這うて行くわけです。そういう状態がつづいたけん偽り病といいよったので私も怒ったけど、これ以上船に乗っとったら帰れなくなるときが来ると思ったので、私は船を降りにゃいかんと思ったわけです。ひどくなれば海に落ちてもおめくこともでけんわけやから。そうこうして二、三年たったら家内も調子悪くなって申請して、長男夫婦もおかしいちいうようになって四、五年後に申請して、もう今では長男夫婦も漁に行かんようになりました。

認定基準が厳しくなった

昭和五三年(一九七八年)に、川本輝夫さんや緒方正人君が、「申請協(水俣病認定申請患者協議会、現在の水俣病患者連合)に入ってくれんか」と御所浦に来て、私も川本さんたちの話を聞いて、この人たちと組んでいけば間違いないと直感したもんやけん、すぐに御所浦支部をつくって、一年後には推されて私が支部長になったんです。

その頃、私は区長も務めていて、区長会のときに役場の助役やほかの区長から、「水俣病にはあまり力を入れんほうがいい」というようなこともいわれよったけど、支部長になってから毎日のように申請を勧めて御所浦中を廻ったですよ。最初の頃は、島の反対側まで一七キロの道のりを歩いて廻って、あとで自転車で廻ったな。御所浦の隣にある牧島《まきしま》にはその当時は橋が架かってなかったから自分の船で廻ったです。申請協の総会があれば、欠席した人の所には必ず足を運んで説明して、もうそれだけでも何日もかかったけど、それで会からはずれる人もおらんし、会員もどんどん増えていって、私が支部長になったときには一七人やったのが、一一年務める間に二百三十数人まで増えたんですよ。

御所浦では、申請した人が一三〇〇人以上おって、和解(一九九六年)が決まってからさらに増えて二〇〇〇人近くになったけど、認定された人は五十六、七人しかおらん。なぜそれしかおらんのかというと、途中から認定基準が厳しくなったからです。御所浦ではみんな認定基準が厳しくなってから申請しとるから、それだけ認定率が低いわけです。

昭和五三年(一九七八年)に私たち申請協が提訴した「待たせ賃訴訟」ちゅう裁判があります。患者としての認定を申請したのに長く待たされている人に環境庁と熊本県は罰金を払いなさいちゅう訴訟ですが、その一審、二審は勝ったんです。その二審で私を含めて原告二一四人の検診カルテを県が出してきて、それを見ると認定基準がいかに厳しくなったかがわかる。なぜかちゆうと、私は感覚障害ははっきり認められとって、その他に、運動失調と言語障害もある。同じような条件でもう一年早く申請しとった人は認定されとるんです。それが認定されなくなったわけです。

なぜ、認定基準が厳しくなったかというと、一次訴訟で患者が勝った昭和四八年(一九七三年)から申請者がどっと増えたわけです。だけん、どんどん認めていけばチッソが補償金を払えなくなる。それで、県のほうも切り捨て御免を始めたわけですよ。結局、県が頼んでいるお医者さんたちも行政の味方になってしもうて。私はいいよったですよ、「人を助けるのがお医者さんじゃないの。それなのにあんた方は、逆に患者を苦しめるがね」と。

「待たせ賃訴訟」はその後、最高裁で差し戻しになって、福岡高裁判決(一九九六年)があったけど、結局敗訴やった。行政の言いなりですよ。患者側としても、このままじゃ腑《ふ》に落ちないということで最高裁に上告することにしましたが、そういう形で私たちは切り捨てられてきたわけです。

結局、水俣病ですよ。私の家内も認定されないまま平成六年(一九九四年)の一一月に心筋梗《こう》塞《そく》でポッツといっとるわけです。水俣病さえなければ、家内もまだ生きとって仕事もつづけられたと思う。水俣病は全身病といわれるし、精神的にも負担が重なるから狭心症も出やすいわけです。私にも狭心症の発作が来るけど、いつまた発作で倒れてしまうのか、それが不安でならんのです。

私が漁をやめたときには、船のエンジンも大きいのに乗っとって、漁に行かなくなってからもずっと船も漁具も持っとったけど、とうとう人に譲ってしもうた。やっぱり長年働いてくれた船だったけん、寂しかったですよ。漁師として、水俣病で漁ができなくなったことがやっぱり一番悲しいな。身体が丈夫でさえあれば、今でも漁をつづけているわけやから。水俣病が治るもんであれば、今からでも船を取り戻して漁をやりたいという気持ちです。

（一九九六年一〇月三日）

故郷をはなれて

大村トミエ　神奈川県川崎市在住

おおむらとみえ　一九三三年、現在の水俣市湯堂生まれ。五三年、結婚。流産・死産を繰り返す。夫の死去後、父親、自身も発病。五九年、佐賀県鳥栖市で再婚。症状が進行するなか、六二年、神奈川県小田原市に転居。七二年、半身麻痺となる。七四年、平塚市に移る。同年、父死去。七六年、認定申請するが、保留処分に。その後、未認定患者の運動をつづける。七七年、川崎市へ転居。九六年、総合対策医療事業の対象に。

水俣病が貧困を襲った

私は、昭和八年（一九三三年）、水俣の湯堂《ゆどう》という村で生まれました。半農半漁の村で、私が子どもの頃は、大潮のときに袋湾《ふくろわん》で地曳き網をよくやっていました。潮時を見計らって、網元《あみもと》さんがブォーってホラ貝を鳴らすと、カライモ（サツマイモ）かじりながら七、八十人がぞろぞろ集まって来て、二手に分かれて網を引くんです。私たちもよく手伝わされました。イワシ（煮干しにするカタクチイワシ）が大量に捕れるときなんかはイワシの群れで袋湾が波立って、海の色が変わるぐらいでした。どこの家でも朝早くから捕ったイワシを釜ゆでにして、私たちが学校に行く頃にはもう道いっぱいに干して足の踏み場もないぐらいで、石の上を飛んで学校に行ったのを覚えています。そんな、のんびりとしたようで忙しい、張りのある生活をみんな送っていました。そこに、チッソの公害が起きたんです。

私が小学校三年生の頃、戦時中でしたが、排水の影響でしょうか、磯についていた青のりや海藻が少なくなっていきました。ズック靴で遊びに行くと青のりの上で滑って、転んでカキ殻で傷だらけになる。「わらぞうり履いて行け」ってよく叱られたもんですが、その青のりが少なくなる。イワシの群れも年を重ねるうちにしだいに少なくなって漁もなくなり、生活がどんどん苦しくなりました。

その頃の貧しい生活は今の人には想像もできないと思います。障子の桟《さん》ばっかりが残った雨漏りするような家に住んで、ちっちゃい舟に乗って一本釣りでボラやチヌ（クロダイ）を釣って、朝早く市場に持って行ってその日の生活費にする。毎日がその日をしのいでいる生活です。そこにあの病気が重なって働けなくなるときたらもうおしまいです。

一二回の死産

昭和二八年（一九五三年）、二〇歳のときに私は同じ村の人と結婚しました。まもなく妊娠したんですが、九ヵ月で破水してしまい死産だったんです。二回目の妊娠はつわりがひどくて私が全然食べられないので、母体がもたないからとひっぱり出してしまいました。その後もどういうわけか死産つづきで、昭和四五年（一九七〇年）までの間に一二回もお産をし損なったんです。どこの病院に行っても原因はわかりませんでした。

昭和三〇年（一九五五年）頃からは、湯堂のあちらこちらで小児麻痺《まひ》のような子どもが生まれました。そうすると、「あそこはあんまり人によくしないから、なにかの祟《たた》りだ」なんていわれて村八分《むらはちぶ》にされた方もいっぱいいいました。そんな中、主人が結核で亡くなり、私は実家に戻りましたが、その頃から私も身体の具合が悪くなり、ひどい頭痛に悩まされるようになったんです。

私の父は廻船業で、水俣から伊万里《いまり》とか大牟田《おおむた》という炭坑地へ船で材木を運んでいました。もう終戦後にはチッソの排水口の所の海は水銀のヘドロでいっぱいでしたが、船乗りはみんな自分の船をそこに持って行って繋《つな》ぐんです。というのは、船は放っておくと船底に貝がいっぱい着いて走りにくくなってしまうんですね。そうすると船を陸《おか》にあげて、山からとってきた薪《たきぎ》を下から燃して貝を焼いてこそぎ落とすということを年に二回ぐらいやらないといけない。それが、チッソの排水口の所に繋いでおくと貝が全然着かなかったんです。貝は死んで、ヘドロが船にへばりつくので船底から淦《あか》(海水)も入らない。船には絶好の場所でした。

でも、そこに繋いでいると一人は船の留守番に居なければいけない。そうするとそこで魚を釣って食べる。真水は貴重だから、お米を研ぐときなんかは海水を使うんです。病気知らずだったうちの父も、そうやって水銀に侵されて、とうとう寝込むような状態でした。

生活はどん底になり、もうどうしようもなくなって、私は昭和三三年(一九五八年)、仕事を求めて佐賀県の鳥栖《とす》に働きに出たんです。

鳥栖から小田原へ

昭和三四年(一九五九年)、鳥栖で今の主人と結婚しました。沖縄の与那原《よなばる》の人で、戦争で家を失い、九州で苦労して働いてきた人でした。

再婚の翌年、私はひどい目まいに襲われました。目を動かせばグラーッときて吐き気がして、目を開けていることすらできなくなったんです。原因もわからないまま二ヵ月が過ぎ、そのうち目まいはなくなりましたが、頭痛は前にも増してひどくなり痛み止めの連発です。そうなると薬で胃もやられて胃薬を飲むようになるという悪循環で、薬代で家計は苦しくなり、とうとう借金をするようになりました。

主人は少しでも給料のよい所にと、昭和三七年(一九六二年)、神奈川県の小田原市に移ってタクシーの運転手を始めたんですが、それでも給料の三分の一は私の薬代や病院代で消えてしまう。アパートの人たちも、「そんな弱い女、捨てちゃいなさいよ」と主人にいうんです。冗談なのはわかっているんですが、私は考え込んでしまう毎日でした。クリーニング店や農薬会社でパートの仕事をしてみましたが、それも頭痛でつづかず、もう生きていてもしょうがないと思うようになりました。そして、主人が仕事で帰って来ない晩をねらって睡眠薬自殺を図ったんです。だけど虫の知らせか、たまたま主人が家に立ち寄ったんです。私が真っ青な顔で寝ているのを見つけて、すぐ病院に連れて行って胃の洗浄をしたそうです。それで私は助かったんですが、死ぬことさえ許されないのかと泣き明かしました。

主人はこれではいかんと、私をいつも一人にしないように中華の食堂をやりだしました。はじめのうちは順調で、忙しい毎日でした。私も身体が悪いながら、生まれつきの人懐っこい性格を生かして店に出ました。でも、昼間は働いたり病院に行ったりして疲れているはずなのに、夜一睡もできなくなって、起きていると主人に迷惑になるから、夜中、人通りのない道を明け方まで一人で歩いて過ごしました。そうしているうちに血圧も上がりだし、頭痛は日増しにひどくなって気が狂いそうでした。食堂で無理をして働いたのがこたえたと思ったので、働くのをやめて、小田原中の病院を訪ね歩いて何回か入院もしましたが、どこに行っても一時的な痛み止めを打つだけ。頭痛はますますひどくなって、しかたなく高価な薬を飲むようになりました。

昭和三八年(一九六三年)、私は主人にわかってもらって、父を水俣から呼びました。もともと体格がよくて三六貫(一三五キロ)もあった父がだいぶ悪くなっていて、こげんまでなるもんか、と思うほど痩《や》せていました。父は小田原に来てからも症状がすすんで寝込みがちになりました。それでも私がうとうと寝ていると、「風邪ひくから」とタオルの一枚もかけてくれて、私がうんときついときには「この親不孝者が」といいながらも手足をさすってくれました。

主人への感謝

父が来て、病人二人をかかえることになった主人は本当に大変だったと思います。昭和四七年（一九七二年）の初め頃から、私も手足にしびれを感じるようになり、八月には、とうとう半身麻痺になって寝たきりになってしまいました。でも入院するお金もなく、それにも増して主人は私につきっきりになって店は休みばかり。店もつづかなくなって、残ったのは借金だけでした。借金取りは、主人のいないときでも身体のきかない私に返済を迫る。私はただただ頭を下げて泣くだけです。あまりのつらさにガス自殺も考えましたが、身体が動かせなくてガス台まで行くことさえできないんです。手足がうずいて夜中も眠れず、みるみるうちに一〇キロも痩せてしまって、私はこのとき人生をあきらめてしまいました。どうなったっていい、もう死ぬのを待つんだ、それよりほかないと。その頃、いろいろな人たちが毎日のように励ましに来てくれましたが、私は「他人事《ひとごと》だからのんきなこといってる」と、何事にも反発していました。

ところが主人は毎日、仕事が終わってから仏壇に向かって、夜中まで一心に私の回復を祈るんです。その後ろ姿を見ていて、私は涙が出てしょうがありませんでした。そして泣きながら見ているうち、自分もいつのまにか、横になったままいっしょに祈るようになっていました。主人のために、もう一度生きようと。

そして主人に励まされて、必死の思いで歩く訓練をして、昭和四九年（一九七四年）三月、ほんの少しだけでしたが松葉杖《まつばづえ》で歩けるようになったんです。そのときは「歩けた！」って叫びたいような、その嬉しさはもう言葉で表せません。本当に私は、死ぬときは何といって主人にお礼をいおうかといつも考えています。私の人生のうちでこの夫婦愛だけは、ただひとつ得られたものです。

父の死

私が歩けるようになったので、さっそく主人はプロパンガスを運ぶトラックの運転手として働くことになり、父と三人で平塚市に移りました。だけど、私の身体の具合は全体としては悪くなるばかりでした。頭痛や手足のうずきで相変わらず病院通いがつづき、針や灸《きゅう》もやりました。いくら主人が働いても、薬代、病院代で消えてしまう。

そんな中、今度は父がまったくの寝たきりになってしまいました。私と主人は、せめて七〇歳を過ぎている父だけでもと、医者に頼んで公費で入院させてもらいましたが、父は家に帰りたい一心で、少しおかしくなってきて、「天井に蛇がいっぱいいる」などと騒ぐので、他の人に迷惑になるから退院して帰って来てしまうということの繰り返しでした。父が本当に帰りたかったのは水俣の湯堂だったんだと思います。

そして昭和四九年(一九七四年)四月三〇日、とうとう父は平塚の病院で亡くなりました。私にとってはたった一人の肉親でした。父は相撲が強かったので湯堂でも有名で、キヨどんと呼ばれて慕われていました。それが水俣から遠く離れた平塚の病院で、痩せこけてよだれを垂らし、痙攣《けいれん》を起こし、食事ものどを通らなくなって死にました。最後は脱水症状がひどく、舌もすっかり乾いてひび割れていました。死因は「腸閉塞《へいそく》」でした。

昭和五〇年(一九七五年)頃から私は目がかすむようになって、食事をとってもすぐもどしてしまうんです。医者からは、鎮痛剤の飲み過ぎで肝臓を傷めているといわれました。生活苦は日増しにつのり、今日の米を借りるために、しょっちゅう友だちの所まで二キロ余りの道のりを松葉杖をついて歩いて行きました。とても惨めでした。

主人の親戚からもお金を借り尽くして、どこに行ってももうお金を貸してくれる者はいなくなり、とうとうサラ金からも借りました。借金は一五〇〇万円にもふくれあがって、借金取りは隣近所にも聞こえるほどの怒鳴り声で容赦なく取り立てに来ました。私は家にいるのが怖くてノイローゼになり、毎日友だちの家で、主人が帰るまでつらい思いで一日を過ごさせてもらいましたが、それもたび重なればあまりいい顔をされません。でも家では安心して寝ていることもできず、薬を持って主人の運転するトラックの運転台で寝ながら毎日を送りました。次々と悪くなる自分に、一度は少し良くなったと喜んでいたものの、また私は精神的にまいってしまい、繰り返し繰り返し死を考えていました。

申請、そして保留

昭和五一年(一九七六年)、水俣の親戚がたまたまうちに寄ってくれて、「なぜお前は申請せんのか。東京に水俣病患者を支援している団体があるから」と連絡先を教えてくれました。電話をしたら支援の人が飛んで来てくれて、話を聞いて初めて自分も水俣病だったと知ったんです。申請を勧められたのはそのときが初めてではありませんでしたが、それまで私は、死産の繰り返しで身体をくずしてしまったんだと思っていました。湯堂にいるときからずっとつづいている頭痛も、みんなから「子罰《こばち》」だといわれて、私もそう思い込んでいたんです。自分が水俣病だとは思ってもみませんでした。結局私は、この病気がもとで子どもは一人も産めませんでした。水俣病と知った翌年、病院で先生の話を聞いて、もうあきらめるしかないと子宮の摘出手術をしました。だからもう子どものないのは仕方ないけど、産みたいのに産めないというのは、本当に人にはいえないつらさ、寂しさがありました。

こうして私もようやく水俣病患者としての認定を申請したんですが、その頃、認定基準が厳しくなって、申請しても棄却される人が急に増えていたんです。ただ、申請して一年たてば医療費だけは出たので、私にとって医療費が最大の悩みでしたから、これでお金の負担が減るとホッとしました。それからは借金も徐々に減らすことができるようになったんです。

昭和五二年(一九七七年)、主人の会社の社長さんの勧めで川崎市に移ってからも頭痛はひどくて、病院に入院したときにはモルヒネを二時間に一回打ったこともありました。水俣まで検診に行った結果はそれでも「保留」でした。そして数ヵ月たって、「背骨のレントゲンを撮ってないから水俣まで来い」という通知があったんです。そういう型にはまった検診の仕方に、私は熊本県の公害課に食ってかかりました。「九州のレントゲンと関東のレントゲンと違うんですか。どこで撮ろうがレントゲンに違いはないでしょ。汽車賃出してもらったとしたって、身体が思うようにいかないんです」って。「寝たっきりで行けなかったら、そっちから来てくれますか」ともいったんですが、「そういう予算はない」と。熊本県を離れた患者はみんな、そんな形で放っ

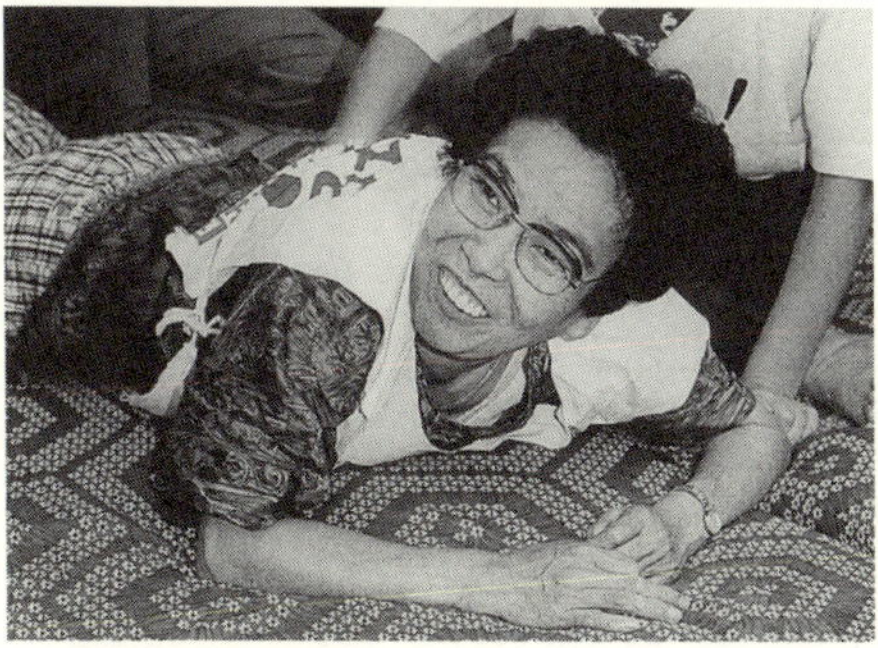

交渉の合間にマッサージをうける大村トミエさん
(1988年，撮影：宮本成美)

ておかれたんです。

二六〇万円で片づけられた

チッソは今でも平然と営業していますが、認定されていない患者たちはみんな、いまさら治る病気じゃないけど、「悪かった」っていう一言欲しさに東京までよく上がって来ました。でも、私たちがチッソに行ってもそういう言葉は一回もありませんでした。「お金が欲しいから来たんだろう」っていうような対応なんです。チッソは、水銀を垂れ流すぐらいでは、人間まで死ぬとは思わなかったんでしょうか。私はそうは思いません。わかっていながら、お金もうけのためなら人間はどうでもいい、自分たちの出世のためならば小さい虫は殺してもいいというやり方だったと思います。

政府も、これが東京あたりで起きたことなら、おそらく自分たちにも降りかかると思ってすぐ対策に移ったと思うんです。でも知らん顔。昭和五三年(一九七八年)に、二四日間の環境庁座り込みに松葉杖ついて参加したときも、のらりくらりと逃げて、肝心なことになると黙ってしまう。私も思い余って、「平等でしょ東京も九州も、それこそ北海道も沖縄も。なんでそこに差がつくんですか。水銀を持って来るから、みんな飲んでください。じゃなかったら、東京に水銀持って来てばらまきましょうか」と訴えましたが、具体的な対策は一言もないまま私たちは強制排除させられてしまいました。座り込んでいた八〇人ぐらいの患者と支援者を、何百人もの職員や機動隊が取り囲んで、一人ひとりごぼう抜きにしていくんです。あまりの仕打ちに、水俣から来ていた川本輝夫さんはパンツ一枚になって抗議するし、大阪から来ていた仲村妙子《みよこ》さんはひどい痙攣で倒れてしまうほどだったんです。

その後も何度も環境庁に交渉に行きましたが、長官が次々入れ替わって水俣病のことを知らないんですね、他人事のように考えてる。私は環境庁のビルから飛び降りて、死んで抗議してやりたいとも思いました。水銀の垂れ流しが昭和七年（一九三二年）から始まって、私はその翌年に生まれてますので、どっぷりと水銀の中につかって生きて来たんです。それでも、環境庁はずっと「保留」のまま放ったらかしてきました。二〇年も。二年じゃない、二〇年ですよ。そして今度の和解（一九九六年）で、たったの二六〇万円で私たちは片づけられました。二六〇万円で何ができるでしょう。薬代、治療代、借金を払ったら一銭も残らないんです。私がもっと若ければ、関西訴訟の人たちのように和解を拒否したんですけど、くたびれました。もう身体も弱るばっかりだし、主人にも迷惑かけたくないという思いで和解に応じたんです。

そんな私たちを、いつも支えてくれたのは支援の方々でした。つらいときは電話をかけたりしましたが、よく飛んで来て勇気づけてくれました。私ら夫婦は、支援の人たちがいたから今まで生きて来られたって、いつもそう思ってます。こんなうっとうしい世の中で病人の相手ばかりして、自分までいやになってしまうだろうと思うけど、いやな顔ひとつしないでやってくれたんです。「おばちゃん、好きでやってるんだからそんな気を遣わなくたっていいんだよ」っていってくれますけど。親戚以上、わが子以上って私は思っています。

県外患者の願い

今でも私は、毎日いやというほどこの公害の恐ろしさ、痛みを感じて、今日はどこもどうもなかったという日は一日もありません。朝、起きると頭がガンガンガンガンして、頭痛薬を飲まないと何もできない。もう四〇年間、欠かさず薬を飲んでいます。

沈みゆく　夕日は悲し　わが心
　もて行くごとく　山に落ちゆく

平塚にいたときに私が詠んだ和歌です。今も同じ気持ちです。早く私の人生も沈んでもらいたいっていうのが正直な気持ちです。励ましてくれる人たちもいるんですが、死ねば楽になる、痛みもなくなるって、ただそれだけのことなんです。

昔はこういうつらいこと、いやなことはなかったのに、子どもの頃が懐かしいなあって、なにか昨日のように思えてきて。引き潮にあわせて夜はカーバイトの灯《あかり》を手にして、カキを打ったり、ナマコを採ったり、ウニは浜でたたきわって指ですくって食べて、五つハゼ（ヒトデ）は塩ゆでして、マガリ（巻き貝）も甘くて美味しかった。ホゼやビナ（ともに巻き貝）や岩ダコも。春にはもうきゃあきゃあにぎわってた。もう一度、昔のようなのどかな景色に戻ってほしい。県外に出た患者はみんな、故郷《ふるさと》にそんな思いをいだいていると思います。

（一九九六年一〇月九日）

第三章

みずから立ち上がる

困窮の中で補償を求める患者たちの声は「チッソの城下町」といわれた水俣市にあって孤立し、一九五九年、因果関係を認めないままチッソが支払った「見舞金」によって「問題は解決した」とされた。以後一〇年、水俣病の原因と判明していながら有機水銀は流されつづけ、汚染の規模は年を追って拡大した。患者たちはわずかな金銭と引き換えに沈黙を強いられ、深い闇の中でチッソ、行政、世間への怨《うら》みをつのらせた。それゆえ、再び立ち上がった六九年以降の闘いは峻烈《しゅんれつ》を極め、経済成長に疑問をいだきはじめた人びとの間に大きな共感を生んだ。患者たちの闘いは、政治家や知識人、専門家らに委ねられることなく、自然を相手に汗して働く生活民自身の意思によって選択され、その日常言語によって表現されるという史上稀《まれ》なものとなった。しかし、闘いが長期化するにつれて、老いてゆく患者たちは熱気を諦《あきら》めに変えていった。

一人からの闘い

川本輝夫　熊本県水俣市月浦在住

かわもとてるお　一九三一年、現在の水俣市月浦生まれ。四八年、町立農工学校を中退。五五年頃、発病。五六年、結婚。六五年、激症の父を看取る。六八年、認定申請。七〇年、再棄却に対し行政不服審査請求。七一年、棄却処分取消の環境庁裁決を経て認定され、チッソとの自主交渉を開始。一年八ヵ月に及ぶ東京本社前座り込みを経て、七三年、チッソとの補償協定書に調印。以降も数多くの裁判を提起し未認定患者のため運動。八三年、市会議員に当選。九九年、肝臓ガンで死去。

米櫃に毒が流された

私のうちは、親父と四人の兄貴がチッソに勤めるチッソ一家でした。私は水俣で生まれましたけど、親父は天草《あまくさ》の牛深《うしぶか》出身ですので、もともと釣りが大好きで、昭和二一年(一九四六年)

にチッソを定年退職したあとは本格的に一本釣りの漁師をしてたんです。

いま考えてみると、それこそ水俣湾ほど魚貝類が豊富な所はなかったわけです。親父がチッソの勤めから帰って来て夕方、「ちょこっとおかずを捕って来る」といえば、もうタコでも何でも三、四キロは簡単に捕って来れたわけです。いろんな裁判をしてくれた後藤孝典《たかのり》弁護士が、「あの水俣湾は、いわば水俣の漁民の〝米櫃《こめびつ》〟だったんじゃないか、そこに密《ひそ》かに毒が流されていたとたとえたらわかりやすい」といわれて、なるほどなあと思いましたけど。

チッソは昭和七年(一九三二年)から水銀を流し始めますけど、私たちが若い頃は、カーバイトの滓《かす》をそのまま水といっしょに水俣湾に流していた。もう一番深い所では四メートルぐらい、水俣ではドベといいますがヘドロが溜まっていって、水俣湾の海が乳白色に変わっていく。そして、ときどき船が座礁して、潮が干《ひ》ってその船が動かなくなったのを何回か見たことがあります。それがカーバイトの滓だけなら大したこともなかったんでしょうけど、有機水銀が入っていたということで水俣病の大騒ぎになるわけです。

私の村は月浦字出月《つきのうらあざでつき》といいますけど、昭和二十七、八年(一九五二、五三年)頃、距離にして一〇〇メートルそこそこしか離れていない隣部落で、猫がくるくる舞いながらかまどの中に飛び込んだり、風呂の火に飛び込んだりして死ぬと。そのうちに今度は、私の家から五分も歩けば坪谷《つぼだん》という小さい船だまりのある海岸で、そこは水俣病の発症地といわれておりますが、その辺りでも鳥が飛び立てずにいるという話が出るようになりました。

そして、私の叔父は専門の漁師じゃったんですが、昭和二九年(一九五四年)頃、まだ「奇病」ちゅう言葉も出ていないときに発病しているんです。なにしろその発症が急激で、まあ暴れまわるといっても別に人を傷つけるようなものじゃなくて、無目的に手足が動く。なんせ体格ががっしりした叔父でしたから、私が押さえたぐらいではとてもおさまるようなもんじゃなかったわけです。そして、もうなんともいいようのない形相で、口を開いたままよだれはダラダラ垂れ流す。何をいっているのか全然わからない。とにかく家ではどうしようもないということで精神病院に収容されて、二年間寝たきりになってそこで亡くなる。そして解剖後、水俣病とわかるわけです。その頃、隣近所からそんな形でその精神病院に連れて行かれて、死んで帰って来る人が何人もおりました。

その頃はまだ、私の部落の名前をとって「月浦病」といったり、酔っぱらったようにして歩くもんですから「ヨイヨイ病」といったり、見たこともない病気ですから「ハイカラ病」などといわれていました。公式発見が昭和三一年(一九五六年)といわれておりますけれども、私たちには「公式発見」なんていわれてもようわからんというのが正直なところです。その年の夏頃には一時、「伝染病」といわれたもんですから大変嫌われて、患者やその家族は言葉に尽くせない屈辱を感じたわけです。

診察結果は風邪と過労

私自身は昭和三〇年(一九五五年)頃、手足のしびれが始まりまして、頭痛、腰痛、それから長くしゃべると舌がこわばってだんだん言葉が出なくなる。これには困りました。昭和三五年(一九六〇年)頃が一番しびれがひどかったんですが、土方をしておりましたので具合が悪くても働かなければ食えないもんですから、仕事をつづけていました。しかしサンダルや下駄のような履物は脱げてしまうので、春夏秋冬関係なく、天気が良かろうと悪かろうと私はいっつもゴム長靴を履いていました。

しびれがひどくなったときに水俣の市立病院に行きました。今は熊本県の水俣病認定審査会の会長をしている三嶋功先生が、右手と左手の人指し指の先端をつけさせたり、指先を鼻につけさせたり、それから手を振らせて速さをみるとか、いろいろなことをさせるわけです。いま考えれば、これは指指《ゆびゆび》試験とか指鼻《ゆびはな》試験という水俣病の検査だったわけです。つまり水俣病の疑いは確かにあったわけです。ところが結局、最後には「どうも風邪気味のようです」といわれただけで帰されまして、保健所にも行きましたが、同じようなことをされて、「過労でしょう」ということで終わりました。

風邪だとか過労だといわれておかしいなと思いながらも、病院にそんなにちょいちょいかかれる経済状態ではなかったですから、手足のしびれは湿布を貼ってこらえて、一箱買っても二日ともたなかったわけです。いずれにしてもそういう手前治療でずっとしてきたのが、土方をしながら五、六年つづいたでしょうか。もうなんせ金がありさえすれば、湿布を買って貼るというのが日常でした。

私は昭和四一年（一九六六年）に看護士の免許を取ったので、水俣病患者や他の人の解剖を何回か見させてもらうことができました。人間の脳というのはちょうど豆腐みたいに真っ白で、健康な人は表面にピンク色の血管が走っています。それを縦横に切って検査をするわけです。普通の脳はいわば満杯状態、それが水俣病のひどい人は水銀で細胞が抜け落ちてしまって、脳がスポンジ状になって萎縮してしまう。それでいろいろな症状が出てくるわけです。ところが、脳細胞というのは一度やられるともう再生しないそうで、だから水俣病は一生治らないといわれるわけです。

水俣病は、必ず手足のしびれ、感覚障害から始まるといわれています。そして水銀をたくさん食った者はその上に、求心性視野狭窄《きょうさく》といって、ちょうど望遠鏡で見るごて上も下も横も見えなくなる、難聴で耳が聞こえなくなる、運動失調でバランスがとれなくなる、言語障害になって口がよく回らなくなるといった症状がだんだん出てくる。この五つの症状をハンター・ラッセル症候群といいますが、これはイギリスの有機水銀を使った農薬工場で、水銀に侵された一六人の従業員のうち四人が発病して、その人たちに共通する症状がこの五つだったわけです。ただ、その農薬工場の場合は呼吸や皮膚から水銀を吸収したのに対して、水俣では魚貝類に溜まった水銀を直接食ったのが始まりですから世界に類例がない。だから症状もばらばらなはずなので、新潟大学の椿忠雄《つばきただお》教授は、「新潟の水俣病では、髪の毛の水銀値の高い人は手足のしびれだけで水俣病と認める」といったわけです。ところが、熊本で当時の認定審査会の会長だった徳臣晴比古《とくおみはるひこ》教授は、「私のところは〝水俣病志願者〟が出たから認定審査基準を厳しくした」と、これまた失礼な話です。そういうことで、水俣の場合には、厳しい認定基準で患者が切り捨てられてきたのは事実です。

「見舞金契約」

昭和三四年(一九五九年)一二月三〇日にチッソと患者の間で「子どもの命が三万円、大人の命が一〇万円、死者の命が三〇万円」という、いわゆる「見舞金契約」が結ばれました。

チッソが、「個人の医者がたとえ水俣病といっても補償には応じません。何らかの権威あるものが必要です」ということで認定制度が始まって、そこで認定された患者と結ばれたのが「見舞金契約」でした。その中には、「将来、水俣病がチッソの排水によるとわかっても、新たな補償要求はいっさい行わないものとする」という項目が入っていましたが、当時チッソは、猫に工場の排水を食わせる実験を始めていて、だいたい一〇〇〇匹ぐらい実験して、そのうち、アセトアルデヒド製造工場の排水を食わせた「猫四〇〇号」というのが昭和三四年（一九五九年）の一〇月、発病していた。チッソは自分の工場排水が原因だということを確認しておきながら公表せず、わずかな見舞金で済ませたわけです。後に公序良俗違反で無効になりましたが、これで患者は屈辱を強いられて、社会的にも政治的にも黙らされてしまったというのが実情でした。しかも、「水俣病の発生は昭和三五年（一九六〇年）に終わった」と徳臣教授が論文に書いたこともあって、その後一〇年近く患者運動はなくなったわけです。

その後、運動が再燃するきっかけは、新潟の阿賀野《あがの》川でも水俣病が起こったことから政府が重い腰を上げた、昭和四三年（一九六八年）九月二六日の公害認定でした。「公害認定」といっても、それこそ昭和三四年（一九五九年）にチッソが流した水銀が原因とわかっていたにもかかわらず一〇年近くも垂れ流されて、事実の追認でしかなかったと思いますが、いずれにしても水俣病事件にとっては非常に大きな節目になったわけです。

そのときの有名な数字が、その当時、認定されていた患者数の一一一です。これを契機に私自身も申請しましたが、昭和四四年(一九六九年)の五月、熊本県知事から「棄却」という葉書を一枚もらいました。私は「おかしい」と思いはじめて、当時、私といっしょに棄却された人を一軒一軒、一一人訪ねて廻りました。聞いてみるとみんな納得していない。それは当然じゃったと思うわけですが、その人たちの家を廻りながら水俣病の運動に直接たずさわっていくことになりまして、これが私自身の水俣病運動の始まりだったと思います。今とは違って自動車もありませんので息子の自転車を借りて、懐中電灯を持って、茂道《もどう》、湯堂《ゆどう》という漁師部落を一軒一軒訪ねて廻って申請、再申請を勧めたわけです。

昭和四四年(一九六九年)の六月一四日に、認定患者の訴訟派の人たちが第一次訴訟を起こしました。その同じ日に私は、いわゆる未認定の患者や死亡者の家族の人たち、確か六人に私の家に集まってもらって、「水俣病認定促進の会」を結成しました。これが潜在患者の会の始まりでした。そして、その年の八月、三八名で認定申請をしたわけです。ところが、その人たちが途中でどんどん下りていったんです。どういうことかというと、肉親からも近所からも、

「今さら金が欲しいのか」とか「見苦しい」「恥ずかしい」といわれて、とうとう半分以上の人が申請を取り下げてしまった。私はその頃、「とにかく検診だけは受けてください」といって一人ひとり訪ねて廻ったんですが、一回で話が決まった家はありません。二回から三回、多い所は四回ぐらい行ってやっとこさ認定申請にこぎつけたと思ったら取り下げてしまって、大変残念でした。そして私自身、二回目の申請をしましたが、結局それも昭和四五年(一九七〇年)の六月に棄却されたわけです。

潜在患者の掘り起こし

生まれながらの水俣病の子どもさんのことを、医学的には胎児性水俣病とか先天性水俣病といいますけど、私は、最初一軒一軒廻ったときに、胎児性水俣病の子どもさんを産んだ母親には、あんなに重症の子が産まれていて何の症状もないはずはない、これは潜在患者掘り起こしのひとつの突破口だと考えまして、そういったお母さんの所を訪ねました。

その当時、胎児性水俣病と認められていたのは二二人です。そのうち五、六人は遠隔地でしたから手紙を出して、一五、六人は訪ねて廻ったと思います。話を聞いたら驚いたことにみんな、茶碗を落としてよく割ると。なぜかというと、手足にしびれがあって動作もうまくいかん、そういうことが重なって茶碗をよく落とすわけです。これはまさに異口同音。それから、よく柱に頭をぶつけるということを聞きましたが、これは医学的には視野狭窄なんです。周囲がよく見えないからそうなるわけです。それから、もう一つ驚いたことは、異常分娩・異常出産が、多いお母さんで四回ぐらいあるんです。そしてその末に産まれてきたのが胎児性水俣病の子どもさんということです。

実は私の所でも異常分娩がありました。昭和三五年(一九六〇年)、家内にブドウ児(胞状鬼胎)が産まれたわけです。そういう経験があったもんですから聞いて廻ったところが、確かに同じような例があってびっくりしまして、これは大変なことだと思ったわけです。原田正純《まさずみ》先生の言葉を借りると、汚染がひどければ妊娠できないそうで、それからその次に死産・流産、そしてその次に胎児性水俣病の子どもさんが生を許されて産まれてくると聞いておりますが、これはいまだかって証明されておりません。しかし大変重大な問題だと、私は今もって思っております。

その当時、私はもののけに憑《つ》かれたようにして、毎晩、そして休みの日も、胎児性の子どものお母さんや専業漁民の人たちに認定申請を勧めて廻っていましたが、こういうこともありました。昭和三十三、四年(一九五八、五九年)頃に魚の行商をしていた人で、激症型になった人の家をようやく見つけ出したんですが、奥さんの話を聞くと、その当時、だんだん病状が悪くなってきて、もうどうにもならずに水俣の市立病院に連れて行ったそうです。ところがなんと、そこの漁協の人たちが、「この村には水俣病がないことになっている」といって、奥さんが入院用の物を取りに帰っている間に、ご主人、その患者を病院から連れ戻してしまったんです。結局、そのまま亡くなったということで、その話を聞いて資料を集めたんですが、魚の行商ですから必ずメモを書いとるわけです。それがたまたま重要な証拠になりました。というのは、水俣病特有の書字《しょじ》障害、手が震えてうまく書けなくなった字が見つかって掘り起こしできたわけです。

それから不知火海《しらぬいかい》をへだてて水俣の目の前に御所浦《ごしょうら》という島がありますが、昭和三五年(一九六〇年)に、熊本県の衛生研究所が髪の毛の水銀値を調べたところ、そこの女の人が、なんと驚いたことに、髪の毛の先端が一八五〇ppmあったそうです。その頃の日本人の髪の毛に含まれる水銀は、普通二ppm程度でした。当時、日本では水銀農薬を使っていたので、世界の中でも異常に高かったわけですが、それでも二ppm程度です。それが一八五〇ppm、〇・一八五パーセントもあったもんですから調べた人が驚いて、二度も三度も測り直した結果、そのデータはまともに発表せずに、平均値で九二〇ppmと発表しています。「これはギネスブックもんだ」「もう髪の毛の先が水銀でキラキラ光っておったんじゃないか」とみんないっておりましたけども、そういう人がその頃はいたんです。私たちが訪ねて行ったときにはすでにこの人は亡くなっていましたが、熊本大学の教授が、「この人は髪の毛の水銀値が高い。よく見てみると帯も結べん。草履も履ききらん」と、そういう水俣病の症状を示した論文も書いているんです。そこには「今後、注目しなければならない」とありながら、とうとうちゃんと調べられないまま見殺しになったわけです。

自主交渉の始まり

その当時、公害の発生源はわからないが実際に被害者が苦しんでいるという事態が多くて、何とかしなければならないから医療費の支給だけでもということで、昭和四五年(一九七〇年)の二月一日に「公害に係る健康被害の救済に関する特別措置法」が始まったわけです。これを略して私たちは「救済法」と呼びますけど、それを読むと、「水俣病じゃないとして棄却された者は異議申し立てをすることができる」という項目があった。そこで私は、自分自身の症状もさることながら親父も水俣病で死んだと確信していましたので、その異議申し立て、行政不服審査の請求をしたわけです。

私の親父は昭和四〇年(一九六五年)に亡くなったんですが、父親が水俣病じゃないかと気付いたのが昭和三五年(一九六〇年)頃です。三九年(一九六四年)には、わけのわからないことを口走るようになって、もう目が離せんもんだから、とうとう私がその頃、看護士見習いとして勤めていた精神病院に入院させたわけです。結局、親父は錯乱状態のまま、コンクリートに板張りの保護室で死にました。私は、親父をああいう所で死なせたことや、生前の親不孝が悔やまれてなりませんでした。

そして私は、同じように棄却された人たちを廻ったわけですが、中には「偉か人が決めたのに、いくら刃向かったって勝つはずはない。いっぺん棄却になればどげんもできん」という人もいました。それでも私は、ある意味ではもうむりやり判をつかせて昭和四五年(一九七〇年)八月に九人で行政不服審査を厚生省に申し立てたところ、一年後に、当時「月光仮面、正義の味方」といわれていた大石武一《ぶいち》環境庁長官が、「県知事の棄却処分は間違っており取り消す」という裁決を出してくれて、私は昭和四六年(一九七一年)の一〇月に正式に水俣病患者として認定されました。この裁決によって患者認定の門戸が広がり、水俣病患者の発生は昭和三五年(一九六〇年)までという定説も崩れて、以降、多くの患者が救済されたわけです。

ところがチッソは、先程いいました一一一人の、「いわゆる〝旧認定患者〟だけが本当の患者で、あんたたちは認定の物差しが違う。物差しが違えば補償の物差しも違うんだ」といって一歩も譲らなかったわけです。ですからチッソとの交渉は決裂して、仕方なく昭和四六年(一九七一年)の一一月一日からチッソ水俣工場正門前に座り込むわけですが、水俣で交渉しても埒《らち》が明かん、社長に直訴しようっちゅうことで東京に上ったのがその年の一二月六日です。私はその頃病院に勤めていまして、やっとこさ定職に就けたところでしたから、東京にずっとおるなんて考えもつかんで、せめて三日か四日おれば帰れるだろうと軽い気持ちでおったわけです。ところがそれが、昭和四八年(一九七三年)七月九日の補償協定書調印まで、一年八ヵ月にわたってチッソの東京本社前に座り込むことになったわけです。

五八〇日余りの座り込み

忘れもしませんが昭和四六年(一九七一年)の一二月二四日、チッソの社長室に座り込んでましたら、石牟礼《いしむれ》道子さんと患者の佐藤武春《たけはる》さんと私と、三人の前に当時水俣病担当の久我《くが》正一《しょういち》専務が来て、分厚い封筒を出すわけです。いま考えれば二〇〇万円か三〇〇万円ぐらい入っておったんでしょうか。「これを持って水俣へ帰ってくれ。もし帰れんのなら東京の一流ホテルに今から泊めてやるから出てってくれ」といって。もちろん受け取りもしなかったわけですが、「覚えとけ」といって出て行ったと思ったら、すぐチッソの従業員がダァーッと入って来て追ん出されて、翌日から私たちはチッソ本社前の路上に座り込むことになったわけです。

　翌年（一九七二年）の一月には、チッソは入口に直径五センチぐらいの鉄パイプで格子戸を造って、われわれが出入りできないように締め出したわけです。それでも落ち着かずに、千葉県にある五井《ごい》工場から労働者を動員して、多いときで一日一〇〇人から一五〇人ぐらいで取り囲んで一歩も寄せ付けない。その労働者のピケ部隊とはだいぶもみ合って、私も足の骨を折りました。向こうは安全靴を履いていますが、こっちはゴム草履ですから。しかし、被害届けは出しませんでした。というのは、私たちには自主交渉で要求していることがあって、ケガの問題じゃないということで、私はそのまま副木を当てて自家治療で治しましたが、チッソ側は私にぶたれたとか蹴られたとかいろいろいって、昭和四七年（一九七二年）の七月頃、被害届けを出すわけです。そして、その年の末に傷害罪で起訴されて刑事裁判の被告にされましたが、昭和五二年（一九七七年）、東京高等裁判所で「公訴棄却」といって、検察庁が起訴したこと自体が間違いであるという判決を勝ち取りました。何年かかかって最後には最高裁までいって私の刑事事件はおさまったんです。弁護士さんによると、実態審理をやっていての公訴棄却というのは日本では初めてだそうです。ですからこれはまさに、水俣病事件の裁判の中では金字塔とい

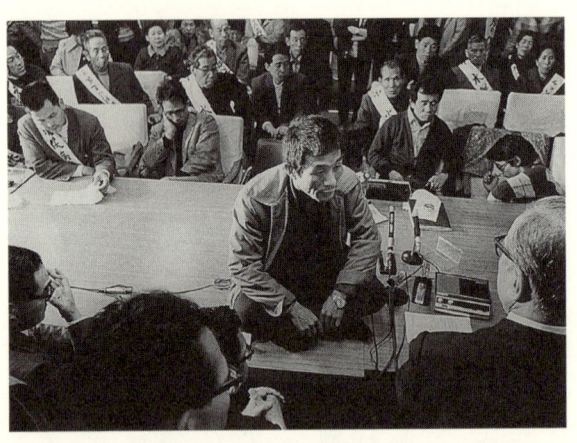

チッソとの直接交渉で島田賢一社長に詰め寄る川本輝夫さん
(1973年，撮影：宮本成美)

われるような判決だったと思います。

もう一つ印象的なことは、昭和四七年(一九七二年)の一月七日、世界的に有名な報道写真家のユージン・スミスさんが私たちに同行して五井工場に行ったわけです。なぜ行ったかというと、チッソの本社でピケをしに五井工場から労働者が来るもんですから、労働組合ならばせめて公害患者の考えや思いをわかってほしいということで、前もって連絡してそこの労働組合長と会う約束だったわけです。なんせそのときは寒かったので守衛さんの控え室に入れてもらって待っていたところが、組合長は出て来ないままに、なんと二〇〇人ばかりの労働者が押しかけてきてぐるっと取り巻いて、特攻隊が三〇人ぐらいバーッと殴り込んできて、新聞記者もいましたがみんな叩きのめされたわけです。私ももちろん蹴ったくられて顔なんかをケガしましたけど、ユージン・スミスさんはなんせ体格の良かった人でしたので、口に手を突っ込まれて引き倒されたそうです。ところがユージン・スミスさんは、沖縄戦を撮影しているときに受けた砲弾の破片が首の骨の横に残っていたそうで、倒されたときにその破片がずれて神経に食い込んでしまった。その後ずっと激しい痛みに襲われて、もう目の焦点は合わなくなるし、手が震えてカメラを持てないし、事実上、カメラマンとしての生命を絶たれてしまったというところではなかったかと思います。結局、五井事件がもとで亡くなったわけです。水俣にとっては本当に貴重な人だったのに、残念でなりません。

一年八ヵ月の座り込みの間、土曜、日曜には、新宿の歩行者天国とか上野公園の入口、渋谷の駅前で街頭カンパをやってしのいで汽車賃や弁当代にしました。その間、いろいろ間に立つ人がありまして、特に当時、熊本県から出ていた前社会党書記長の馬場《ばば》昇《のぼる》さんに協力してもらって「補償協定書」にこぎつけたんですが、その土台は、患者側が勝訴した昭和四八年(一九七三年)三月二〇日の第一次訴訟判決です。それに年金や医療費などを加えたものを勝ち取ったわけです。そして、座り込みをやめるときに声明文を出しました。その中で、一つは不知火海一帯に広がる潜在患者、未認定患者の問題がある、もう一つは国の責任の問題があるということをいって水俣に帰ったわけです。

「補償協定書」以降

帰ってから何ができるかとだいぶ考えた結果、一つは、認定申請しても二年も三年も待たされている、これを何とかしなきゃならんと思って「仮処分申請」というのを思いついたわけです。水俣病患者でありながら補償も受けられない、医療も受けられない、これはやっぱり問題だと思って弁護士さんにいったら、そんな裁判はできんといわれました。だけど私はいろいろ勉強して食い下がったわけです。弁護士さんもそれならということで、昭和四九年(一九七四年)の三月に六人の方の仮処分の申請をして、六月に二人が認められました。その二人にチッソは毎月二万円、医療費も認定された患者と同じように払えという命令を裁判所がしたわけです。私の大風呂敷も大変なことだったんだなと今もって思っておりますが。

それから、潜在患者・未認定患者の会をつくらなきゃいかんと考えまして、支援者といっしょに廻って、昭和四九年(一九七四年)の八月一日、水俣病認定申請患者協議会というのをつくりました。これは今の水俣病患者連合の前身ですが、最初私たちは、まあ五〇人ぐらい集まればいいかなといいながら集会を開いたら、なんと三〇〇人も集まって、それから国や熊本県との交渉が始まって、これはまさに未認定患者の闘いの火が吹いた、ひとつの始まりだったわけです。

　そして、その頃すでに認定申請して待たされている人が二七〇〇人余りおったんですが、私たちは、いつまでも放置しているのはいけないはずだと裁判、行政訴訟を起こしました。これを「不作為の違法確認の訴え」というそうですが、国民がある権利に基づいて行政に申請をして、いつまでも白黒をつけなければ行政に責任があるということです。そして一方で環境庁と交渉をつづけて、認定申請をして一年を過ぎたら行政から医療費の自己負担分を全額出させるようにしたわけです。その裁判は二年後に勝訴したんですが、その後も待たされている人は増えつづけて、昭和五三年(一九七八年)には五〇〇〇人近くにもなって大変な問題になっていましたので、今度は「待たせ賃訴訟」という損害賠償の裁判を起こして、その後も私はずっと未認定患者の運動に関わってきたわけです。

　よく外国から来られた方に、患者はどれくらいいるのかと聞かれると、正確に調べた者もおらんもんですから、われわれは正確に答えられんので一応、「国と県が認めた者の数は今のところ二二六〇人(一九九九年末現在二二六三人)です」と答えるんです。しかし、これは氷山の一角です。今では患者たちも多くが亡くなって、真相の究明もできないというところです。

チッソはだいたい四〇〇トンの総水銀を垂れ流して、そのうち水俣病の原因となった有機水銀、つまりメチル水銀は、チッソが作ったアセトアルデヒドの生産量から逆算して、だいたい理論上は二七トンと聞いています。しかし、実際は五トン前後ではないかともいわれているそうです。五トンといわれてもよくわからんと思いますが、簡単にいいますと、水俣病は二〇ミリグラムから二五ミリグラムのメチル水銀で手足のしびれが始まる。一〇〇ミリグラム溜まると視野狭窄が出る。そして二〇〇ミリグラムが致死量といわれています。そうすると、一グラムが一〇〇〇ミリグラムですから、一グラムのメチル水銀があれば、五人殺すことができる、あるいは四、五十人を水俣病にすることができる量なんです。それが五トンですから、計算してみると二五〇〇万人を殺し、あるいは二億人以上を発症させるような量のメチル水銀が流されていたわけです。

しかし厚生省は、「どの魚が汚染されているかわからんから漁獲禁止はできん」と、もう無茶苦茶なことをいって漁獲禁止をしなかったので、被害が野《の》放途《ほうず》に拡がってしまって、不知火海沿岸におった二〇万人から三〇万人が汚染されてしまったと私は思っています。そのうち厳しい基準でやっと水俣病と認定された人が二二六〇人で、今度の和解（一九九六年）をのまされた人たちが一万人以上（対象者は一万三五三名）ということです。しかも環境庁は、その一万人の人たちのことを水俣病患者とは認めず、「そういう人たちの要求するのにやむを得ぬ事情がある」といっている。「ニセ患者なのか」と聞くと、「いやニセ患者じゃない。やむを得ぬ事情がある人たちだ」ということでごまかしたわけです。

問われなかった行政の責任

今度の和解で、私はもうすってんてんにしてやられたと思っています。残念なのは、先程いったように、未認定の人たちを水俣病と認めさせることができなかったことと、行政の責任を認めさせることができなかったことです。ただし和解したからといって、私は国や県に水俣病の責任がないことになったとはまったく考えていません。やっぱり行政の責任はある。その時期その時期に漁獲禁止をするとか、チッソの排水を停止するとかしなかったわけですから。

水俣病の公式発見は昭和三一年(一九五六年)五月一日ですが、すでにその年の一一月には、厚生省内でチッソの排水が危ないということが話し合われているんです。ところが排水停止の措置もとらなかった。昭和三三年(一九五八年)の九月には、チッソはそれまで水俣湾に流していた排水を、北側の水俣川の河口に流すわけです。するとたちまち北の海岸端で猫が狂い死ぬ。そして水俣市の北の津奈木《つなぎ》という町で、漁師の毛髪水銀値が一番高い人で七〇五ｐｐｍにもなる。チッソはあわてて一年後に排水口をまた元に戻すわけですが、私にいわせると再三再四の人体実験です。しかも水銀の垂れ流しは、昭和七年(一九三二年)に始まって、昭和四三年(一九六八年)の政府公害認定の、驚いたことに四ヵ月前の五月一八日までつづいています。私の考えでいえば、水銀を使い切ってから止めたと、もう常識では考えられんようなことが水俣ではあったんです。

だから私は今でも、どんな形であれ国や県に責任はあると思っています。ただそれを裁判の場で確定させることができなかったのが残念でしたが、これは一つには、水俣病事件に対する「支援の力学」が足りなかった。社会的に認知させる力が足りなかった。われわれの闘争のあり方やら経過も含めて、残念ながら認めさせることができなかったというのが正直なところではないかと思います。

真実の解明を

結論をいいますと、水俣病についての正しい知識や情報を、国や熊本県そしてチッソは独占してきたわけです。そして誤った情報が流され、経験がまったく生かされてこなかった。

初期の頃、水俣病は「伝染病」といわれて、そして昭和四六年(一九七一年)に私たちがチッソ水俣工場前に座り込んだときには、「自分たちは高い金を出して買った魚を食うから水俣病にはならん。あの連中は腐った魚を食ったから水俣病になったんだ」というようなビラが出ました。そんな形で水俣病患者が貶《おとし》められて、偏見、差別が大変増幅されました。そして「見舞金契約」以来ずっと、患者認定に関しては個人医の診断は受け付けないで、検診も含めてすべて国と県が独占して、認定と未認定という患者同士の分断を生んできたわけです。また、水俣病の文献にほとんど英語版がないもんですから、海外に対してもそれこそ御用学者の話だけしか伝わっていない。いわゆる慢性型といわれる軽い水俣病の場合、「手足のしびれだけじゃ水俣病じゃない」ということで世界中に広まってしまっています。

もし正しい知識と情報が伝わっていれば、この四〇年間、私たちはこんなにまで苦しみを受けないで済んだし、ここまで拡大しないで済んだはずで、私たちの運動は、水俣病についての正しい知識と情報を自分たちの手に取り戻す、そういうことではなかったかと思うわけですが、そうしきれなかった私たちの責任は重いんです。もちろん専門家の責任、マスコミの責任も重いと思います。

とにかく、ごまかし、偏見、差別、脅し、弾圧、もういろいろな手で分断されてきたのが水俣病で、この社会的側面を考えないと、ただ単に有機水銀中毒ということだけではおさまらないもんですから、ぜひ私は、医学、社会学、政治学、宗教学、そういう多方面から見た水俣病事件の診断書を書いてもらって、いまだに解明し尽くされていない水俣病をなんとか明らかにするということをぜひやって欲しいと思っています。

（一九九六年一〇月一日、二日）

苦渋の選択

佐々木清登　熊本県葦北郡芦北町女島在住

ささききよと　一九二九年、大分県生まれ。まもなく現在の芦北町女島に転居。五五年、結婚、その頃、発病。五九年、「漁民暴動」に参加。六〇年、北九州市八幡へ転居。七四年、認定申請するが棄却となる。七九年、父、急性激症型水俣病で死去。これを機に女島に戻り、未認定患者の運動に参加。八八年、チッソ工場前座り込み。九二年、水俣病患者連合会長に就任。九六年、和解協定書に調印。自身も総合対策医療事業の対象に。

不知火海が死の海に

私は昭和三〇年(一九五五年)、二六歳で結婚した当時から、関節が痛くなったりしびれたりして、おかしいな、おかしいなち思いながら漁業一本の家業に従事しておったんですけど、もうその時分から水銀に侵されておったんです。昭和三一年(一九五六年)に長女が生まれましたが、その頃いよいよ身体の具合は悪くなる、しかしながらそれに構うておられず、仕事は仕事でせねばならない。ようやく昭和三四年(一九五九年)頃、水俣病が一般に知られるようになり、漁業補償を求める運動が始まりました。昭和三四年(一九五九年)一一月二日のいわゆる「漁民暴動」、不知火海《しらぬいかい》の漁民二〇〇〇人が旗を立ててチッソに押しかけた日です。もちろん私も先頭に立って参加しました。その当時の私たちの生活は、言葉でいい表せないほど苦しい状況でした。

それまでの不知火海には魚が湧くようにおって、沿岸ではどこに行ってもそれこそ捕り放題のように魚がおったんです。それが徐々に捕れなくなれば、おる場所を探してみんな移動するんですけど、ちょうどその時分は、今は埋め立てられた水俣湾の百間港《ひゃっけんこう》に魚がおることおることと。それこそ養殖しているように魚がおったわけです。この辺の者はそこで魚を捕っては水俣の魚市場に揚げておったわけですけども、それは長くはつづきませんでした。魚そのものが奇形になったり、死んで浮いたりということがぽちぽち出始めたのが、昭和三三年(一九五八年)頃からです。

そしてその年、チッソが排水口を南側の百間港から北側の水俣川の河口に変えたわけです。

そのために排水が川の水で流し出されて不知火海全体に汚染が拡がって、死の海となってしまったわけです。それから半年、一年のうちに、魚の死んで浮いて流れるのが大変な量でした。潮目《しおめ》に沿ってボラやタチ(タチウオ)やグチ(イシモチ)が溜まってしまっていて、その中から私たちはいいやつを家に持ち帰って食べていたわけです。そうしておったら猫が狂い、キリキリ舞いして死んでいく。思い返してみれば、その魚を料理して残った頭や内臓を猫にやっておったわけです。一週間か一〇日ぐらいで発病して、猫は全滅してしまいました。その時分、私のところには豚がおったんですが、その豚さえも狂い死んだんです。

女島を追われる

海では大漁でもしたら、一晩で陸《おか》の一ヵ月分の収入をあげることができるんですが、そんなことが何回もありました。だから海で生計を立てておる人が陸の仕事に切り換えるということは、よほどのことがない限りできないわけです。そのときは私たちも、海の仕事を捨てるということにものすごい決断が要りました。しかも、行政からは漁獲禁止の指示もなかったわけです。だから魚を捕って市場に揚げよったわけです。しかしながらだんだん、この魚は水俣病の原因だから食べたらだめだとみんなが思うごてなっていく。不知火海の魚と外海の魚は、魚の種類が違うわけです。それをみんなが見分けるようになって、不知火海の魚は一匹も売れなくなってしまった。その時点で、もうこれ以上漁をしとっても一家心中といっしょやというところまで追い込まれてしまいました。

それで私は、外海で捕れるサバとかアジの鮮魚を買ってきて、その売りさばきを親父とやったんですけど、今まで他人に頭を下げて買《こ》うてもらうということをまったくやったこともなかったので、長くつづくわけがありません。知った人が買いに来れば、もうみんな安く負けてやるといったことで、利益はまったくありませんでした。もう赤字赤字で、とてもじゃないがどうにもならなくなって、二、三ヵ月でやめました。

しかし、これでは生活がどうにもならない。魚は食べられんごとなるし。その頃は口減らしといいましたが、家族が一人でも少なくなればそれだけ食べ物の量を減らせるということまで考えるようになってしまったんです。そのときは、親子四人、それに私の両親、兄弟と、一〇人ぐらいで住んでおったんですが、家族が多いほど生活も苦しいわけです。それで私も、女島《めしま》を出る準備を進めて、幸い北九州市の八幡《やはた》の会社に入れることになり、昭和三五年(一九六〇年)、親子四人、本当に夜逃げするように女島を出たんです。

今でこそこういうことも平気で話せるけど、八幡に行った当時はもうどん底の生活でした。

寒いのにコタツを買う金もなく、湯たんぽを布団の中に入れて、そこに親子四人足をつっこんで寒さをしのいでいたことを今でも思い出します。そして、水俣を出た以上はもう水俣のことは忘れよう、もうこれ以上水俣とは関係ない、そういう気持ちでしたので、八幡では水俣の「み」の字も口に出さなかったんです。北九州のほうでも、水俣病というたらなんだかガタガタ痙攣《けいれん》が来る、本当に恐ろしいというようなことが度々テレビに出ていて、職場の人も水俣病の話をしとりましたが、私は聞かんふりして、その中に入って話すことはしませんでした。病院にかかってもいわなかったんです。また、子どもたちも小学校の低学年から高学年になるにつれて水俣のことは口に出さないようになり、私も子どもには水俣病のことを一度も話しませんでした。

父の死が原点に

チッソと患者との間で補償協定が結ばれたのが昭和四八年(一九七三年)で、その時分から、女島地区はじめ、不知火海沿岸に住んでいる人たちの認定申請が出始めたんです。もちろん親父もお袋も認定申請をしとりました。そして私にも、「お前も早くこっちに来て申請せんかい」と、親父がしょっちゅう電話してきておりました。私としては水俣病のことはどうしても忘れたいという気持ちだったんですが、なにか身体の調子がおかしくて、病院に行っても原因がわからんようなことがずっとつづいていたんです。それで、これはもうしょうがないと昭和四九年(一九七四年)に一応申請しましたが、昭和五一年(一九七六年)、もののみごとに棄却になり、それからはもう申請しないつもりでした。その頃には私たちの生活もやっと落ち着いて、なんとか親父の所に仕送りもできていたんです。

そしてその間に、親父にも水俣病特有の症状がぼちぼち出始めていました。私にはその度に連絡が入り、私はすぐ車で飛んで帰りましたが、ずっと親父についているわけにもいかず、元気づけては戻るというように、八幡と女島の行ったり来たりを繰り返していました。昭和五二年(一九七七年)になって親父がやっと認定されて、これで病院代も出るし仕送りもせんでいい、私の負担も軽くなる、よかったと思った矢先、親父の症状が急に悪化して病院の中で狂い出したんです。手も足も宙に突き上げて震えて、あの形相、とても言葉ではいい表せません。私は、あの苦しみの形相が目に焼きついて忘れることができません。そういう状態でしたので長期休暇をとって、つきっきりで親父の看病をしました。そのときの親父の様子を見て、水俣病とはこんなに恐ろしい病気だったのかと、直《じか》に感じたんです。

親父は、注射をしてもなにをしても痛さを全然感じなくなったんですが、忘れもしません、一月のものすごく寒い大雪の日の晩でした。親父のベッドの横で仮眠しとったら、なにか変な臭《にお》いがしたようだったので起きて親父を見たら、右手が少し動きよったんですが、その手が左の肩を掻《か》いとったんです。そこを見た瞬間、もう仰天しました。血で真っ赤に染まっとったんです。皮が破れ、肉が取れ、骨まで見えとったんです。それでも手を動かしよるんです。何時間掻いとったか知りません。本人はまったく痛さを感じていない。その惨状を見て、私は涙も出ませんでした。看護婦さんを起こしてすぐ先生に治療してもらいましたが、その傷がふさがりもせず、一ヵ月以上はそのままの状態だったんです。

また、そうならんようにしないといけないと考えまして、一番厚い防寒靴下を買うてきて、それを手に履かせたんです。しかしそれも一晩か二晩で穴が開いてしまう。ところ構わず掻いてもう血だらけになる。うちの親父は、背も高く大きな男でした。女の看病じゃどうにもできなかったんです。それが水俣病の一番ひどい激症型で一〇〇日以上狂いつづけたわけです。

その間、いろいろな人が見舞いにみえたけど、一番腹が立ったのは、ある日、看護婦さんが、「チッソの方が見えているが、病室に案内していいですか」というんです。水俣病の認定には最も重いAランクから軽いCランクまでありますが、Cだった親父のランクをBに上げるのに、本当にその症状があるかどうか確かめに来たわけです。それで「どうぞ連れてきてください」

といいましたら、チッソの人がすぐドアを開けて入って来ましたが、その途端、ドアの前で止まってしまったんです。うちの親父の、手も足も宙に突き上げて苦しんでゴォゴォゴォゴォやっているのを見て、その人は入りきらずに、いっぺんに顔色が変わってしまいました。「お大事に」ともいい切れずに出て行ってしまったんです。私は追いかけて行って張り倒してやりたい気持ちを抑えました。

肉親のそのような苦しみを前にして、一二〇日もつきっきりで看ましたが、昭和五四年(一九七九年)の三月四日、親父は亡くなったんです。あの苦しみ、口から泡を吹きながら死んでいったあの姿を見て、私はまた女島に戻りました。親父の死が、私を水俣のこの原点に帰したんです。

変貌した女島

私が女島を出ていった当時はボロの家ばかりでした。それが一八年ぶりに帰ってみると、認定された人たちは補償金と年金でまったく違う生活をしていましたが、未認定の人たちは以前にも増して苦しい生活をしていました。そして、みんなが貧しい生活をしていたときには全体が家族のようだった女島の雰囲気が、まったく崩れてしまっていたんです。私が、出ていった当時の気持ちで話しかけても、なにかそっぽ向いてこたえてくれない。何が気に入らんとやろかと最初は思うとった。それほど人間的、社会的な環境が変わってしまっていたんです。

認定されずに申請協(水俣病認定申請患者協議会)で運動していた人も、認定されると二〇〇〇万円という補償金をもらってどんどん抜けていく。一方では、その日の暮らしも立たない人が残される。すると認定された人はなにか申請協を捨てていったような形になるわけです。だからお金のことはいっさい口に出さない。そしてお互いが疑心暗鬼になっていく。同じ家族の中でさえも、ある患者団体に入っている人と別の団体に入っている人がいれば、全然そこに会話がないんです。これではもうどうにもならない。弱き者《もん》は弱き者同士でまたやり直さなければならんと私はつくづく思いました。だから私はもう足で廻りました。そのときは誰かが掛け声をかけてくれるのをみんな待っていたと思います。「みんな、やろう。このままではわれわれは死んでも死に切れない」と。なんとかまた以前のような家族的な人間関係を取り戻したい。その思いが、未認定患者運動に入るもう一つの大きな力となったわけです。

二〇四日間の座り込み

その当時の申請協は、認定制度を問題として行政相手の運動をしとったわけですが、認定制度を盾に逃げているチッソと直接交渉しようとチッソの東京本社に行きました。しかし、三日二晩話し合っても埒《らち》が明かんもんですから、「チッソ交渉団」を結成して、昭和六三年（一九八八年）の九月四日からチッソ水俣工場の正門前で座り込みを始めたわけです。

正直な話、そのとき私は、何を目的に、何を求めるがために座り込みをしとるかと考えておりました。訴訟もしておりません。座り込みと同時に公調委（総理府公害等調整委員会）に申し立てていた「原因裁定」も不受理となり、ただ、チッソとの交渉一本で、原因企業のチッソに「あなたたちは補償協定書（一九七三年締結）の前文にある潜在患者発見と救済という約束を守り、われわれを水俣病と認め、補償をしなさい」とそれだけで、ずっと座り込みをしていたんです。

そうしたら徐々に熊本県なり国なりが、地元の国会議員を仲介に立てて、われわれの座り込みを解かせようとあの手この手を使ってきました。私たちは、なんらかの回答を得ない限り座り込みを解きませんとつっぱねていたんですが、当時、熊本県知事で、その後首相になった細川護熙《もりひろ》、そして当時、代議士で、現熊本県知事の福島譲二《じょうじ》といった人たちが仲介して、私たちはチッソと「覚書《おぼえがき》」を交わしました。その中で、「国・熊本県・チッソはいまだに救済されていない水俣病患者の救済に全力を尽くす」という一文を入れて、平成元年（一九八九年）三月二六日、二〇四日間つづいた座り込みを解いたわけです。

「山」は動かず

そして「チッソ交渉団」を今の「水俣病患者連合」という名前に変えて、「覚書」をもとに国・熊本県・チッソと交渉していくはずでしたが、その後もチッソは、「私たちは国から金融支援を受けて補償金を出させていただいております。したがって補償協定にあるように、認定された方には補償することができますが、それ以上はできません」と、何度交渉に行っても私たち未認定患者の補償は拒否しつづけました。そうしているうちに裁判のほうで和解勧告が出されてからは、もう国も熊本県も和解のほうに向いてしまって、私たちの要求には耳を傾けなくなってしまったんです。

そのとき私は患者連合の会長に就任したばかりでしたが、その意味では運動の一番きついときでした。私自身は、嗅覚《きゅうかく》が弱くて手足の感覚もにぶく、そして左の耳はまったく聞こえないという症状です。どんな専門医に行っても、「あんたの耳はもう治りません」というだけでした。今こうしておっても、ウァンウァンウァンウァン、耳の中に蜂がいるようなものすごい耳鳴りがしよるんです。それがもう二〇年もつづいています。だけど、自分の症状はどうあれ、今までそれを押して運動に打ち込んできました。夜も眠らずに三八〇人の会員のことを考えつ

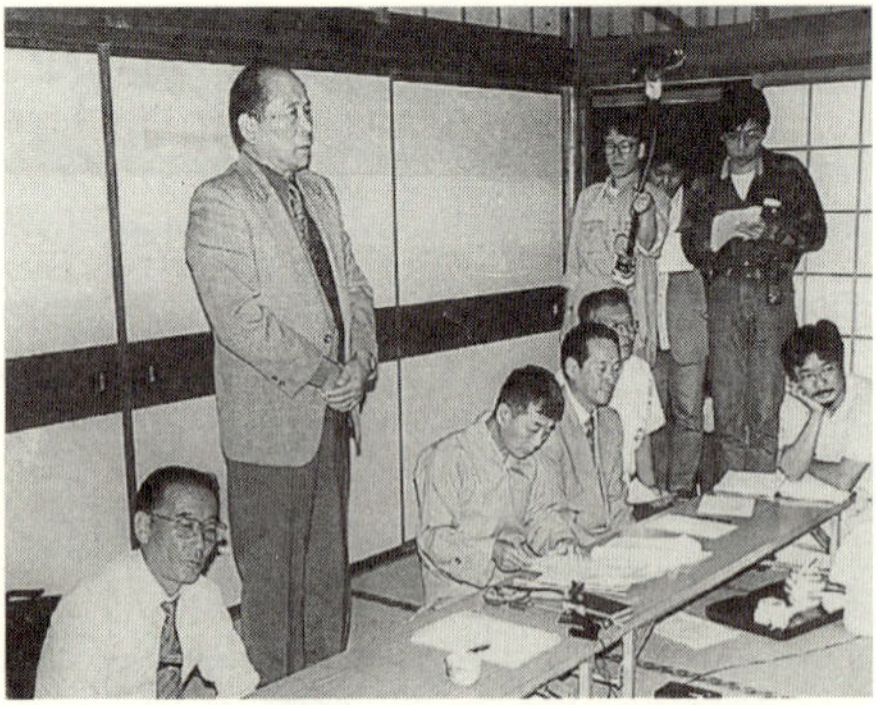

和解案の受諾を表明する佐々木清登さん
(1995年，熊本日日新聞社提供)

づけた日もありました。それまで二二年間つづけてきた闘いの結末に、それまでとはまったく違う和解の方向に追い込まれ、しかし私たちも高齢化が進んで身体はますます悪くなり、そしてどんどん亡くなっていくことをどうしても考えなければなりませんでした。

平成七年（一九九五年）一〇月一一日、和解案を受けるか受けないかについて八〇人ぐらいの会員で協議に入りました。二六〇万円という和解の一時金にしろ、本当に満足のいく額ではありません。いろいろな問題が山積していましたけれども、決断を先に送れば解決がいつになるかもまったくわかりませんでしたので、本当に身を切る思いで、和解案受諾という生涯忘れられない決断をしたわけです。「山を動かすことはできなかった」、受諾通知の中にそう書きましたが、私はそのとき初めて人前で男泣きに泣きました。そしてその翌日、環境庁に出向いて、その通知を渡したんです。

舫い直しを願って

行政側は「水俣病はこれで終わりました」といっております。もちろん、私たちにとっても紛争的なことは終わりました。しかし、私としては、決してこれで終わったとは思っておりません。とにかく水俣病というこの公害事件は単なる健康被害ではないわけです。一番大きな被害は、地域で人と人とのふれ合いがまったく途絶えてしまったことです。いいにくいことですが、社会的な人間関係の中での差別は水俣病事件の中でも最も大きい問題で、私たちはずっとそれを背負ってきており、今後もそれはつづくだろうと思います。

和解協定書には、行政も私たちの主張に理解を示して、患者に対する補償だけではなくて、地域の再生に行政も私たち患者団体も取り組むということを前文に入れました。今の状態ではいけない、昔に戻すためにはどうしてもみんなが寄り集まって、なんでも気軽に話せる場をつくろうということで、私が住んでいる芦北町に一ヵ所と水俣市に二ヵ所、計三ヵ所の「もやい直しセンター」を建てたんです。そして水俣市では、なんとか昔の姿に戻そうと市長がものすごく精力的に取り組んでいます。

「舫《もや》い」はどういうところからきたかといえば、私たち漁師がいつも使ってた言葉です。「別々においても話はできない、いっしょに舫おうじゃないか」「舫えば話ができる」、そういう漁師言葉からできたのが「もやい直しセンター」です。患者と一般市民の間の溝、認定患者と未認定患者の間の溝は、まだ全然埋まっていません。「もやい直しセンター」が、みんながいっしょになって打ち解けて話せる場になったら本当にいいことです。最近では徐々に対話ができるようになりましたが、まだまだ満足できるようなものではありません。それでも「私たちからそういう方向につくっていこう」と、患者同士の合言葉になっています。

私は親父の死が原点になってここまでやってきましたが、今はただただ、みんなが以前のような話のできる地域に戻すためにがんばっていくということしか考えておりません。私にとっては、この水俣病は終生、終わらないことです。

（一九九六年一〇月四日）

第四章

水俣病とともに

水銀という金属は、無機水銀の状態で鉱山より産出される。しかし、有機物と化合した水銀は自然界にはまず存在しない。チッソ水俣工場から排出されて魚貝類に蓄積した塩化メチル水銀などの有機水銀は、食されると消化管の中でほぼ全量が吸収される。血流に乗って全身を廻り脳に至った有機水銀は、神経細胞に付着してこれを破壊する。この細胞は他の器官の細胞と異なって再生することはない。近代医学が、有機水銀中毒症すなわち水俣病を不治の病と断定するゆえんである。日々つづくしびれや痛みに加えて、偏見と差別が苦痛をさらに増大し、水俣病患者であることを片時も忘れさせない。長年にわたる水俣病との孤独な闘いは、いつしかその者のアイデンティティを形づくり、現代社会の支配的な価値観である効率主義や物質主義とはまったく異質な場から、他者とのつながり、自然とのつきあい方を甦《よみがえ》らせていた。

水俣の海に生きる

杉本栄子　熊本県水俣市茂道在住

すぎもとえいこ　一九三八年生まれ。四一年頃、現在の水俣市茂道に移る。五九年、母入院。同年、結婚。この頃、自身も発病。六九年、水俣病裁判の原告家族として提訴。七三年、勝訴判決。七四年、認定。七八年、支援者と地元で反農薬水俣袋地区生産者連合を結成。八〇年、漁業再開。八一年、夫認定。九〇年、イワシ網漁船「快栄丸」進水。九四年、患者・有志で本願の会を発足。二〇〇八年、脳腫瘍で死去。

漁村の生活

今年(一九九六年)の海は、本当にいい雨が降ってくれましたおかげで、魚たちが家のすぐ下の海まで来てくれまして、私たちに大漁を与えてくれました。今日、いい気持ちで話させてくれるように、本当に海がいい顔を見せてくれたものと理解して、漁をつづけてまいりました。

水俣湾の奥にある百間港《ひゃっけんこう》は、もう埋め立てられてしまいましたが、これは本当に悲しいことです。百間港の沖合には恋路島《こいじしま》がありますもんで、私たちが育った頃はどげん時化《しけ》たときでも、ここだけは一年中、漁をさるっ(できる)とです。大潮のときは三メートルから四メートルも満ち引きがあって、その満ち引きの中にたっぷりと稚魚たちが育って、海に帰って行くんです。百間港は水俣の漁師だけでなく、不知火海《しらぬいかい》一帯の漁師を支えてくれた宝庫の海でした。

私は一人娘でしたから、もう三歳のときから父に漁を教え込まれてきました。父は網の親方として、三〇人も四〇人もの網子《あみこ》を使いよったっですが、私にとって一人前の大人になることは、まず、その網子たちにご飯を食べさせていくことでした。小学生のときには、母たちが夜中の二時頃から網子を起こして廻ったあと、網子の子どもたちにご飯を食べさせて学校に連れて行かんばならんのですね。家族の多い所は子守をするために学校を休むこともありましたが、学校から帰って来れば、「今日はこげんと(こんなこと)があったっばい」ち話しに行って、いっしょに勉強するなかでずっと育ってきたんです。網子の家族とも、本当に小さいときから親子兄弟のようにして育ってきました。

うちの父は、部落の人みんなから「おっちゃん」と呼ばれとったもんで、私もそう呼びよったんです。とても優しい父でしたけど、一番恐かったのは、喧嘩《けんか》に負けて帰れば絶対飯を食わせてもらえませんでした。「ばってん、今日の喧嘩ん相手は、年上やったっじゃもね」ちゅうても、「年上にもやる方法があっとだ」と。だから喧嘩の特訓ですよ。もう網に行こうとしとっても打っちょいとって(打ち捨てといて)、金玉ば蹴《け》って来えとか、小指に嚙《か》みつけとか、もういろいろ勝つ方法ば教えてくれる。そってもう、飯を食わせてもらえんばやっぱひだるか(ひもじい)もんで、年上やろが喧嘩しかけて来られれば、暗《くろ》うなってもどげんしてでん勝って帰らんばならんとです。ランドセルば背負《から》って行くとですけど、喧嘩の相手が大きくて手の届かんときはランドセルを振りまわすもんで、もうほとんどちぎれちぎれになってくる。パンツいっちょになって帰って来る。もう男か女子《おなご》か、わからんような喧嘩のやり方でした。

そげん楽しい部落で、部落中が親戚の集まりのようで、一二〇軒ぐらいを四軒の網の親方が分けて網子としとった。それも半農半漁でして、漁のないときは、「今日はあんた家ん畑《げ》ば掘ろうか」「次はあんた家んとこ掘ろうか」ちゅうようなことで、みんなが家族でした。どの家に行っても鍵がかかってないし、「ひだるか(ひもじい)」ちいえば、そこの家で食べさせてくれる。「おっちゃん、あすこん家《ち》には何もなかったっぱい」ちいえば、「なら、うちんとを持って行ってこんな」ち。そげんよか部落でした。

村中の人が一変した

私たちは、夜の明けないうちから漁に出っとですけど、昭和二九年(一九五四年)頃、夜明けとともに猫たちが、身体が焼けるのか、私たちの足に突き当たりながら海に飛び込んでいく。「なんじゃろうかねえ。どげんしたいや(どうしたんだい)」って猫たちに呼びかけても次々と死んでいく。これはおかしかぞと人に聞いても答える者《もん》もなく、また私たちも、魚を捕って食べんば生活にもならんので漁に出ておりました。

昭和三三年(一九五八年)になって、母が身体が痛いといいだしました。三〇人以上の網子を食べさせていたので本当に気さくでにぎやかだった母が、まったくしゃべらんようになって、隣のおばさんに灸《やいと》をしてもらい、マッサージを頼みちゅうなことがつづくようになりました。

そしてある日、夕方の三時か四時頃、漁から帰って来てみましたら、庭の真ん中に母がおって、庭にものすごうマッチ殻が散らばっていました。自分が吸おうとする煙草《たばこ》に火を点《つ》けられないでいたんです。そして火を顔につけてしまって、もうやけどの水ぶくれ。びっくりして、「どげんしたっかな」ち聞いても、痛そうな顔もせずに、ボーッとして何もわからんような顔をしておったんです。これは大変だちゅうことで、父が水俣の市立病院に連れて行きましたら、すぐ入院でした。そして、まだそんときはテレビのない時代でしたが、NHKラジオの夕方七時のニュースで私の部落の「奇病」のことが取り上げられて、母が「マンガン病」にかかったとわかったんです。もう治らんのかと私も泣きじゃくりしとりましたら、明くる日から誰も来なくなりました。前の日もいっしょにご飯を食べとった人たちが、その放送があったちゅうばっかりに誰も来なくなった。

そのときは、水俣病は「マンガン病」ちいわれとって、「うつる」ともいわれていたんです。それで部落中の人が一変しましたもんで、父も母の介護に行くときは、藪《やぶ》になった裏の小さな道を、鎌を持って草をはらいながら通う毎日になりました。私も父と交替で行きました。

隔離病棟で

そうして漁にも出なくなり、病院に往《い》き来《き》していましたら、あるとき母は隔離病棟に入れられていました。母はまだ軽いほうでしたが、本当にひどい人はベッドに縛《きび》られて、苦しさのあまり家族を呼んで叫んでいる人がいっぱいおりました。力がないはずの手や足が病院の壁を掻《か》きむしって、言葉にならない声でわめきながら次々に死んでいく。もう母も死ぬものだと思い、父がいうことには、「うつって三人いっしょに死なれればよかがね」ち、そのような毎日の介護の中にいました。

そこに入院している人たちの中には、「うつる」のを恐れて家族が誰も来ない人もいましたから、病院にいる者が患者みんなの介護をしてやろうちゅうことで、私も何回か症状の重いおばさんを抱きかかえていっしょに風呂に入りました。その頃から私にも水俣病の症状が出てきていたんですが、あるときそのおばさんに痙攣《けいれん》がきて、一生懸命支えてあげているつもりがその震えを押さえる力が自分にもなくって、いっしょに風呂にもぐり込んでしまって人が引き上げてくれるのを待つしかありませんでした。その痙攣は止めようにも止められず、風呂から引き上げても、まっ裸のまま走りつづけて壁にぶち当たり、また走って返って来て壁にぶち当たる。猫たちが死んでいったのとまったく同じ痙攣の仕方でした。患者は、自分で十分に食べられないこともあって、痙攣がつづけばつづくほど力尽きていくんです。そのときのことを思い起こせば、本当にいい残したいこともいえずに死んだ人がたくさんおりました。

崖から突き落とされた

母が入院した昭和三四年(一九五九年)の暮れに、私は同じ部落の人と結婚しました。主人は親の反対を押し切ってうちに来てくれたんです。でも、もうそんときは私も力が入らずに、妊娠したち思えば転んでしまって、たてつづけに三人流産しました。昭和三六年(一九六一年)に長男が産まれてからは、次々と五人の男の子を授かったんですが、そのときも具合が悪くてやや子を抱きかかえることもできずにいたんです。

でも、本当に不思議だったのは、五人を産むとき、私は妊娠すれば健康になった。その間、主人が口を押さえて走りまわる。「父ちゃんもマンガン病にかかったっじゃなかろうか」ち、あっちこっち病院に行っても原因がわからずにいましたら、年寄りのばあちゃんが来て、それはつわりじゃなかろうかって。本当に五人とも、私の代わりに主人がつわりをしてくれました。私には全然吐き気も来ずに、もう主人が手を口に当てて走り回れば次のやや子ができたということで、父がミカン買《こ》うて来てくれたり、親戚を集めて赤飯炊いてくれたり、本当にみんなが待ってくれて子を産むちゅうことは幸せだなって。そして、胎児性じゃなかろうかって心配しましたが、父の騒ぎ方、主人のつわりのおかげで、五人とも無事に産むことができました。

前後しますが、長男が産まれたときに、母がどうしても孫に会いたいと病院から帰って来まして、帰り着いたその日の夕方だったと思います。母が、家から海のほうへ下りていったと思った瞬間、もう本当にけたたましい声でキイキイキイキイおめく(叫ぶ)もんで、主人も私もころがって(急いで)行ってみましたら、母が隣のおじさんに崖《がけ》から突き落とされていたんです。「どげんしたこっばしてくるっとかな(なんということをしてくれたのか)」ちいって、母を抱きかかえて来たんですけれども、「わっどま(お前たち)歩《あゆ》ぶな。部落の道ば歩べば困っどが」ちいわれて。その方は、母が仲人をして嫁をもらってきた人です。それでもそんなことが何回も繰り返されました。

私はもう悔しくて、父がいい出せばいつでん喧嘩に行くぞって覚悟しとったたっですばってん、そんときの父は、やり返して来いとはいいませんでした。「仕方んなかがね。どうせ死ぬとなら、人ばいじめて死ぬよりもいじめられて死んだほうがよかがね」ち。そして、「人様は変えならんとやって(変えられないから)、自分が変わっていけばよかがね」ち、父の答えがそげんだったです。だから、本当に悔しいことはいっぱいありましたが、人にやり返すことはしませんでした。

裁判と切り崩し

そんなことが一〇年間つづきまして、父も入退院を繰り返すなか、「こげんまでして人をいじめたこともなかし、人に悪かこつばしたっちゅう覚えもなかって、もう大概こらえきらん。誰が悪かかはっきりさせんば死んでも死にきれん」ちゅうなことで昭和四四年(一九六九年)に裁判を始めたんですが、父は、裁判を始めて一ヵ月後、「裁判ちゅうとば、してくれろ」という言葉を残して亡くなりました。

「うん」ちいえば飯じゃろ、「ああ」ちいえば眠かじゃろって、私の考えを読み取ってくれる父でしたので、父が亡くなってどうしても耐えきれずに泣く日がいっぱいありましたが、その間に子どもたちも大きくなって、「母ちゃん、泣くな、泣くな。俺《お》っどんがおるがね」って、そんな子に育ってくれていました。風呂に入るときは、長男が右手を洗ってくれれば、次男は左手、三男は右足じゃれば、四男は左足、そして五男は「どこも洗うところがなかで」ちゅうて、潜って下《しも》を洗ってくれたりっていうようなことで、寝たきりの私のパンツの替えからしてくれるようになりました。そんときは、主人が私の主治医でしたし、そして子どもたちも主人に似てやさしい子ばっかりになってくれていました。そのような家族でしたので、もう毎日がどげんして食べればよかろうかねって、子どもたちにも相談し、そんな中での裁判だったんです。

そうして裁判が進むと、またいじめが新たになった。もうチッソが原因だってわかったのに、たいていの人たちが会社側について、裁判をしない家族にはすぐお金が届けられた。裁判をつづけた家族は仕事もなく、いやがらせにあいながら闘っていたんです。私たちの部落からは四軒ほど訴訟に立ったんですけれども、いろいろな切り崩しに耐えきれずに次々と部落を去って行きまして、最後まで残ったのは私たち一軒だけでした。うちにも最初は背広を着た人が来よったってですけれども、断りつづけておったら、どうしても切り崩すということで親戚を使いだしたんです。それでも断ると、親戚の人たちからも、「もう、家内《やうち》(身内)とは思うな」ち捨てられました。それでも私がなぜ切り崩しに耐えられたかというと、父の遺言があったからです。

そして、いよいよ私たちを生かしておけば駄目だと思ったのか、本当に、今でも悔しくってならないのは、私たち漁師の命とする網を切ってくれた。修理するのに三日も四日もかかる大事な所をズタズタに切ってくれたです。そして、私たちの船をことわりもなく乗り回して、乗り捨てて。船に乗るときは、持ち主が乗っていない限りは他の人は絶対乗ってはならない、それが漁師のきまりです。「昨日あん人はあん船に乗っとって何かやっとった。で今日大漁した。あれは、人の大事とすることを見て盗んだから大漁をしたんだ」ということになって、漁師のプライドがとっても傷つくんですね。だから絶対乗ってはいけないと私たちは教わっとった。でも、簡単に破って、私たちの船を自由自在に使い回してくれた。本当にもう、私たちを虫けらとも思っていなかった。そのあたりの部落の人たちの変わりようは今思っても一番悔しいところです。

勝訴判決

そのときいやがらせをした人たちも、まさか自分が水俣病になるとは思わんだったち思います。昨日まではいっしょになっていじめたおばさんやおじさんが、次々に激症の水俣病になっていく。「あれ、昨日まで元気じゃったが今日は顔が見えんな」ち思えば、「寝込まった」ち。私たちは、裁判に行くために元気なときでも漁に出られないことがつづくなか、いじめた人たちは毎日魚を捕りつづけて食べる。そして病気にかかっても隠して病院にも行かず、栄養は魚からとるしかなかったから、どんどん病気が重くなっていったんです。

昭和四八年(一九七三年)三月、三年九ヵ月かかった裁判も終わりましたばってん、判決の日には、小学校六年生の長男と四年生の次男を連れて熊本の裁判所まで行きました。朝六時頃ちいう早い時間の汽車に乗るのに、まだ早く、隠れるようにして部落の道を通って行きました。そして勝訴の判決を受けて帰って来ましたら、部落の人たちが来られて、「部落中でテレビに見入っとった。あんたたちの生活ば四〇分ぐらい」。ＮＨＫさんが私たちの生活を撮ってくれとったらしくて、「部落中みんな釘づけで見とった」「ようやってきたね」「ようやってきたね」ちいうてくれまして、それから少しずつ変わっていきました。

そのとき私は両手がかなわなかったんですが、三年九ヵ月の間に、主人が、私や子どもたちになんとか栄養のあるものを作って食べさせたいと、熊本で食堂をしているおじさんの所で料理を習っていたんです。そして裁判が終わってから、部落の人たちがあんとき、なして(何故に)自分たちばいじめたかを、どうしっても聞かんば死にたくないっていう私の願いを主人がかなえてくれて、部落で食堂を始めたんです。漁師ちゅうのは飲ませてしまえば、本当に元の人間のよかときに返るんです。そんなことで「えい子食堂」をしたんですけれども、徐々に部落の人たちが来られて、少しだけ飲んで、「栄ちゃん、こらえんな。今までのことこらえてくれ」ち、みんな土下座して謝ってくれました。そんときは、ああこの人もつらかったんだなって。そして、亡くなった人たちも「栄ちゃん、ごめんね」って詫びながら死んでいったちゅうことを家族の人から聞きました。

もう部落の人たちが本当に信じられんようになったとき、父が教えてくれたのは、「網の親方は、人を好きにならんば一人前にはならんとぞ。人様のおかげち思って魚は捕らんばんと。そが大家督《うがとく》の親方ぞ」ち、もう耳にタコんでくる如《ご》、毎日いうとったです。ばってん水俣病になって人が変わっていくなか、どこまで信じればよかっかわからんかった。いろいろいじめを受けつづけて、人が好きになるには本当に長い歳月がかかりました。父は嘘ばいったっじゃなかろうかちゅうごて、歳月が過ぎました。でも今は、本当に病気のおかげだなって思っています。なぜならば、私たちは母が人様より早くに病気にかかったためにいじめにおおたけれども、そうでなければ水俣ではいじめる側に立たされたです。だって、水俣ではチッソが殿様だったし、殿様を支えたのが国だったし、行政だったたし、私たちは虫けら同然だったですから。でも、私たちはいじめる側に立たされなかった。だから、今があると思うとです。

人として育ててくれた父に対しての感謝、母に対しての感謝、そして、網の親方として育ててくれた部落の人たちに対しての感謝。いじめた人たちも今は亡くなってしまいました。寂しいです。やっといい娑婆《しゃば》が来ました。こんないい娑婆が来たのに死んでもらいたくなかったです。みんなで話し合って美味《うま》か焼酎《しょうちゅう》ば飲みたかったです。

海が治療場

裁判が終わっても、私たちの身体は今日死ぬか、明日死ぬかちゅうことをいつも迎えていましたので、子どもたちにも、「母ちゃんが死んだらあわてるな。兄ちゃんはまず、弟たちにご飯を炊いて食べさせろ。それからどげんして生きて行くかは自分たちで決めろ」ちいつも話しておりました。本当に、もう私は死ぬって覚悟を決めとったんですが、そげんするうちに海にひっちゃえて（落っこちて）、「いやあ、これで死んでよかっじゃなあ」ち思って抵抗せんば、ポカーンて浮かって来っとです。何回ひっちゃけても浮かって来っとですね。そん浮かって来る間に考えたことは、「あ、ここだけは力入れんちよかっじゃな。力入れて喘《あえ》がんちよかっじゃな」と、そげん海ば見ました。それは、海が私の治療場だったちゅうことでした。それからはもう本当に海での回復です。海に行くからこそ、ちっぽけな陸《おか》であるちゅうか。人を憎んだり、いろいろなことで悩んでも、海に行けばすぐ次の波で打ち消してくれる、そげん海です。

そして、しびれた身体にもかかわらず、風の色、魚の色、いち早く見えるんです。ぼやっとしておれば舟霊《ふなだま》さんが、「こっでもわからんとか」ちゅうぐらい、チャチャチャチャちゃ騒いで教えてくれます。誰にでも舟霊さんの声が聞こえたり、風の色や魚の色が見えるもんだって思っていましたら、あっちこっちで話しているうちにそうじゃないちゅうことがわかって、自分でも、あれぇ特別な身体だったんだなっていうことを知りました。

海は怖いです。厳しいです。欲を出せば一匹もくれません。本当に魚《いお》どんたちの、海どんたちの頭が良くって、私を受けとめてくれていますもんで、やっぱり無になって、「今日は漁に出ますばってん、弱か身体ですので、よろしくお願いします」ちゅう合掌のもとに船に乗らんばならんとですよ。健康なときは「捕る人」ち思っていました。風ん吹いて網に出られないと腹ん立つし、いろいろ悔しく思ったこつもありましたばってん、具合が悪くなったときに気付

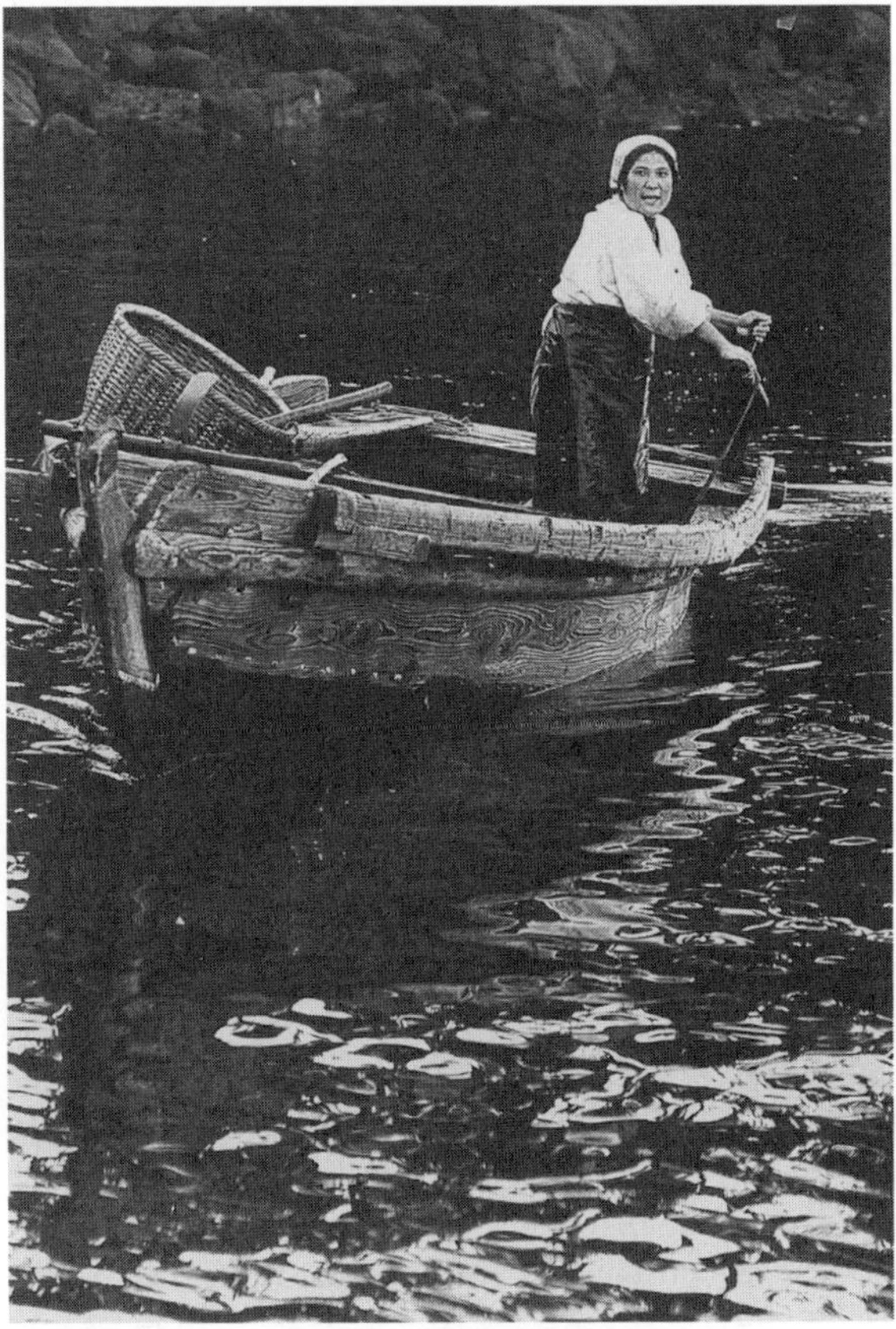

水俣湾で舟を漕ぐ杉本栄子さん
(1960 年，撮影：桑原史成)

いたことは、捕ろうと思っていろいろ作戦して行っても魚どんたちは来てくれない、出会いがあって初めて捕らせてもらうんだということでした。風が来れば、「今日は休んでよかっだな」とか、具合が悪かれば、「今日はエベスさんが来《く》んなちいわったで、おーい、行かんが（行かないぞ）」ちいうように、そんな海との語らいの中に働かせてもらっとっとです。

不知火海は、弱い身体でも漁ができるいい海なんです。そこでやっていく方法を主人が考えてくれました。今は、三隻の船でイワシ網漁をしております。主人が第一快栄丸に、私が第二快栄丸に、そして漁労長として四男坊が第三快栄丸に乗って、そして長男もいっしょに家族で網に行っております。捕った魚の水銀量もちゃんと調べて、水俣病が教えてくれた教訓のもとに、魚たちが添加物漬けにされないように業者には売っておりません。

そして絶対、大漁貧乏をしてはならないぞと、少なく捕って、ちっさいときに習ったイワシの湯がき方、無添加で、自分が食べておいしいイリコをつくって、魚たちに、「いやーよか男に仕上がったね。よか女子《おなご》に仕上がったね。よし、高か値ば付くい（付けよう）」ちいうようなことで自分たちで売っております。そして、水俣の朝市や旅館やいろいろな売り場で、私たちの思いを理解して協力してくれる人たちがいっぱい出てきました。これはどこからの注文だろうち見れば、北海道から来たりします。魚《いお》どんたちには、「北海道に嫁ごに行くとや。うまかぁちゅうて食われてもらえよ」ちいってあります。「おいしゅうございました」って返事が来たときに、いやぁ魚どんたちも満足だったろうな、いいエネルギーになってくれただろうなって、魚たちに思いを寄せて今、生活させてもらっとっとです。

水俣病を財産に

水俣病のことも人に話せる良っか時期になりました。水俣はずっとつづいとる良か山がありまして、ずっとつづいとる長か川がありまして、そして、私たちの住んどる海までつづいとっとです。山に雨が降りますれば、山のミネラルをいっぱい含んだ水が、まんべんなく浜《はま》ん小浦《こら》を伝わりまして、ビナ(巻き貝)どんたち、貝どんたちに行き渡っとです。そして藻が育てば、いやでん(いやでも)魚たちの寄って来っとです。

でも、木が病み、海が病み、人が病んだときは、聞いてくれろっていうても誰も聞いてくれまっせんでした。それを耐えて、今日死ぬ、明日死ぬちゅう生活からここまで来るまでの間には、本当にいろいろな人たちが死んでいきました。それでも身体の弱か私が生き残ったのは、生きっとったっじゃなかっだな、生かされとったっだなっていう思いがあります。本当に、そのような海との関係があって、よかったなって思います。

「いじめた人んこつば恨まんようにするには、どげんすればよかろうか」ち主人に聞いたら、「あんときは台風じゃったち思えばよかやんかいや(よいじゃないか)」ちゅうことをいってくれまして。確かにあんときは台風だったたっだろうな、そげん考えれば人も恨まんちよかなって。そして主人から、「あんたが、いつでん(いつでも)水俣病のおかげでっていうならば、あんたが財産は水俣病じゃなかか」ちいわれました。父もいい遺《のこ》してくれたように、「水俣病も〝のさり〟じゃねって思おい」と。自分たちが求めんでも大漁したことを〝のさり〟というんです。水俣病も、自分たちが求めんでも自分に来た〝のさり〟と思おいと。だから、本当につらかった水俣病でしたけれども、水俣病のおかげで私は、人としての生活が取り戻せたように思います。

どうぞ、健康なときは忙しゅうございますで、具合の悪うなってから水俣に来てくだまっせ。そして塩水につかって元になってまた帰る、そげん水俣を考えてくださいませ。

(一九九六年九月二九日、三〇日)

部落に救われて

仲村妙子　愛媛県松山市在住

なかむらみよこ　一九三九年、現在の水俣市丸島生まれ。五二年、発病。五八年、大阪へ移る。五九年、一時帰郷し結婚。六〇年、長女が産まれるが、翌年、水俣病様症状で死去。半年後、長男誕生。六二年、夫が激症型水俣病様症状で死去。その後、水俣で漁業に従事。六四年、再び大阪に移り再婚。七二年、認定申請。七四年、保留処分。長男の棄却処分に対し環境庁へ抗議行動。七九年、認定。九四年、松山へ転居。二〇〇三年、乳ガンで死去。

発病、そして大阪へ

私は昭和一四年(一九三九年)、水俣の丸島《まるしま》で生まれました。私が生まれたのは、とてもたくさん魚が捕れる豊かな所でした。叔父が丸島で一番大きな網元だったんですが、物心ついたときから私は、叔父の船に乗っていました。私が小学校一年生のとき、八幡祭りで父がメチルアルコールを飲んで失明してからは、私は毎日のように、朝は地曳き網に、夜は巾着網《きんちゃくあみ》にも出て、そして弟が二人生まれた後は、学校に連れて行ったり、ご飯炊きしたりして手伝ったのを覚えています。私はとても父が好きでしたので、毎日毎日、懐中電灯で父の目を開いて、「見えるか、これは見えるか」と聞いたり、捕った魚を父に食べさせたりしたんです。

小学校五年生ぐらいのとき、ご飯をポロッとこぼしたり、よだれが出たり、足の指がしびれて感覚がなくなって、下駄を履いとってもころけて(脱げて)しまうようになったんです。今でもそうですが頭が締めつけられるような感じがして、学校の階段を降りて行くときにフラフラッとして、吸い込まれるようでとても恐ろしかったのを覚えています。学校では、やっぱり字がうまく書けずに、「みよちゃん、もうちょっとこう、まっすぐ書かんかね」って先生にいわれましたが、貧乏で生活がかかっていましたので、あまり学校にも行けませんでした。卒業はしましたんですけど、ほとんど家を助けていました。

私は中学校を卒業したあと、チッソの工場から出るカーバイトの滓《かす》から銅を精製する焼滓《やつかす》工場で働きました。あとで聞いたんですが、その滓にも水銀が含まれていたそうです。ますます頭が痛くなったりしびれがひどくなったりしました。それで丸島の病院に行ったんですが、母が、「お前のそれは奇病じゃなかっじゃ。生きた魚しか食べさせせんじゃっで。奇病ちゅうとは死んだ魚を食べとっで」というので、私が、「だけど靴は抜けよるし、感覚もわからんと」っていうたんですが、母は、「そげんしたこつはいうな。奇病っていわれたら貰《もら》い手がなくなるで」というんです。

それでも、海は年々ヘドロで汚れて、やっぱり魚が原因じゃなかろうかって思いましたら恐ろしくなってきて、水俣を離れたくなったんです。ちょうどそのとき、大阪から叔父のところに網子《あみこ》に来ていた方に紹介してもろうて、大阪の羽曳野《はびきの》に行って、お肉屋さんで働きましたんです。私は計算ができないもんでコロッケを作ったりしましたが、そのときにはもう味がわからんようになっていたので、目分量で作っていました。

娘の死

昭和三四年(一九五九年)、いったん水俣に帰って、鹿児島県の川内《せんだい》の人と結婚しました。その人は水俣で大工をしとった人ですが、やっぱり魚を食べとったもんで手が震えだして、私のほうもよだれが出たりとかしたもんで、まわりから、「そげんした恰好《かっこう》すんな」とか何やかんやいわれて、また逃げるようにして大阪に行ったんです。

昭和三五年（一九六〇年）に女の子が生まれました。目も見えん、耳も聞こえん子でした。その頃は主人も手がしびれて、私も痙攣《けいれん》の震えが来てオムツも洗うことができない。そんな自分が病気の女の子を抱えて、ミルクを買う金もなく、質屋に時計を持って行ったり、あらゆるものを売りました。そしてその子は、もう明けても暮れても、夜となく昼となく泣くんですよ。

そして本当に、もう恐ろしいっていうか、ひどい、私が一番すまないと思うのは、娘の首に手をかけようとしたことです。そのとき、娘は殺されるんだなって感じたみたいですね。耳も聞こえん、目も見えん子が、身体を震わせて、ひたむきにね。あぁ私は……恐ろしい！っと自分で感じたですね。その罪の恐ろしさは一生、捨てることができません。なんていうことを私はしたんだろう。私は我にかえって、この子のために生きなきゃあかんという気持ちが湧きました。耳は聞こえなくっても、目は見えなくっても、その子にとっての幸せがあるのにっていうことを、私はつくづく感じました。私が首を絞めるのをやめたときには、とても嬉しかったんでしょう、ピターッと私の身体にくっついてきました。それは母親じゃなからんばわからんような表現でした。

結局、私たち夫婦だけではどうにもならないから川内に連れて帰ろういうことになって、その途中で水俣にも寄りました。家に電話をすると、母からは、「帰って来るな。そげんした子ば連れて来れば兄弟、身内の恥になる」といわれました。そして川内に連れて帰ると、向こうの親にも迷惑がられましたが、昭和三六年(一九六一年)の三月二日、川内に着いてまもなく、「オギャン」という声を残して娘は息絶えました。こんな障害を持っている子どもでも、本当に助かって欲しかったというのが母親としての願いでした。でも、葬式のときにもやはり、水俣から母は来てくれませんでした。

水俣病を隠しつづけて

そのときには昭一がお腹に入っていました。半年後の九月に生まれたときには、もう主人は入院生活でした。口もきけないような状態で、手を震わせて病院の壁を搔《か》きむしって、もう爪はむけてしまうし、鉄のベッドに縛りつけてもベッドごとガタガタガタガタ揺れるほどの痙攣が来る。先生に「何ていう病気でしょうか」と聞いても、「全然わからん。こんな病気は初めてだ」と。そして神経炎ていわれました。そこは大阪の関西医大で、私は水俣病のことを先生にいわなかったんです。出身はどこですかと何回も聞かれました。それでも、大阪ですとしかいわなかった。それも私は、兄弟や身内のことを考えていわなかったんです。それは本当に間違っていることだったんですが、その間違いは、長く、長くつづきました。

主人は柔道をやっていましたのでがっしりとした身体だったのが、最後には骨と皮ばかりになって死んでいきました。そのとき私は、もう私も昭一も主人のようになるんじゃないかとあまりの恐ろしさで、今度は昭一を抱えて、五階建ての関西医大の屋上から飛び降りたんです。たまたま下にテントがあって、そこにひっかかったんです。ああ、命があったなあと思って、やっぱりこの子を育てていけいうことだなぁと、生き抜く決心をしたんです。

私は、昭一を連れて水俣に帰りました。そのときも、最初は家にも入れてもらえず、私たちは神社で寝泊まりしたこともありました。そして、私が具合の悪い身体で外を歩くと、近所の人たちが私にいうんです。「金が欲しさにゃ」とか、「バチが当たってなったっじゃ」と、もういやというほど聞かされました。丸島は漁業の町だから、水俣病を出すことは町をつぶすことになる。だから、もう道を通るだけでも患者に対する差別がわかるほどでした。それでも生活が苦しいもので、生活の足しにと思って網に行って、そして、病気になるかもしれないと思いながら、生きていくために魚を食べ、昭一にも食べさせたんです。

でも、やっぱりこのまま水俣におっては主人のように狂うて死んでしまうんじゃなかろうかと思いまして、私と昭一は隠れるようにしてまた大阪に行きました。大阪駅でお金が足りなくなって、「七〇円足らんとです」っていいましたら、駅の方が七〇円貸してくださったんです。

パーッと行かれたもんで名前も聞けなかったんですが、顔だけは覚えておこうと思いました。そして大阪駅から南田辺《みなみたなべ》にいる兄の所まで、昭一をおんぶして一晩中歩きました。でも、兄の所はいっしょに住めるような状態ではありませんでした。私はダンボールを拾って橋の下で昭一と生活したりしましたが、前に働いていたお店で紹介してもろうて、またお肉屋さんに住み込みで働くことができたんです。背中に昭一をおんぶして、洗濯したり、コロッケを作ったりして生活を立てました。

そして、そこで紹介されて仲村と結婚して、まもなく妊娠しました。でもそのときも、また目の見えない子が産まれて来るんじゃないかと恐ろしくなって、人に見せたくない、水俣病と知られたくないっていう思いがつのって、自分一人でお産をしたんです。お産も大変でした。幼い昭一が、「まだか、まだか」と顔を出すなか、丸四日間、骨盤が開きませんでしたので口をタオルで締めて、そして脱脂綿もない、オムツさえないなかで女の子を出産しました。健康な子だったので、私はとても嬉しかったです。

「棄却」と「保留」

昭一が学校に行くようになった頃には、テレビにも水俣病のことがどんどん出てきて、激しい痙攣の様子が紹介されました。そして学校でも水俣病を勉強しますんですよね。そのときには私の身体にも痙攣が来てましたので、「お母ちゃんも、あんなんじゃないんか」と昭一が聞くようになったんです。それで、昭一には本当のことをいわにゃならんと思って、小学校五年生のときに話しました。「お前の本当の父親もこういうふうに痙攣が来て死んだんや」と。昭一もそのときには、足にしびれがきたり、椅子《いす》に座っておれないような状態がつづいていました。今でもそうですが、「今日は顔のこっち半分がしびれとる」とか、「今日はちょっとはましや」とかいうのを聞くと、やっぱり胸が痛みます。

学校で検診がありまして、その結果について小児病院から、「ちょっとおかしいんです。お母さん、どこの生まれですか」と電話が入ったんです。それで私、その病院に行きましたんです。そしたら、その先生が熊本大学を出た方で、「水俣とちがうか」と聞かれまして、そのときに初めて、「はい、出身は水俣です。父親はこんなんして狂い死にしていったんです」と話したんです。そして、熊本大学で検査を受けることになりまして、検査料が無料になるからと勧められて、私と昭一が認定申請の書類を書いて水俣に持って行ったんです。私は正直なところ字も読めませんので、書いてもらいました。そして、昭一は一ヵ月間、熊本のほうで検査を受けました。

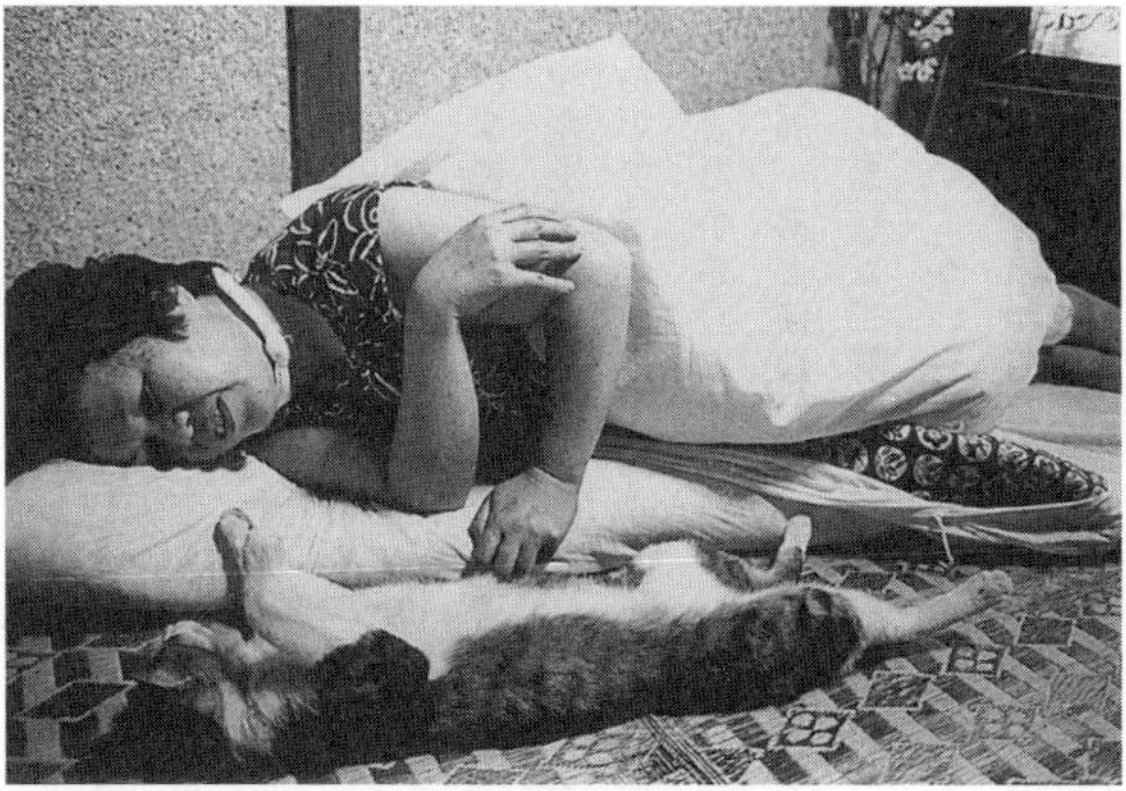

自宅でふせる仲村妙子さん
(1979年，撮影：芥川仁)

長いことたってから一通の手紙が来たんです。私は「保留」、昭一は「棄却」というものでした。意味がわからなくて、これはなんじゃろうかと尋ねましたら、「保留」は水俣病か水俣病じゃないかわからん、「棄却」は水俣病じゃないということだと聞いて、私、びっくりしたんです。水俣病じゃないとはどういうことかと心底びっくりして、自分がこれまで隠してきたことの結果がこの紙切ればっかか、なんと恐ろしいことかとこみ上げてきたんです。

部落のお母さんとの出会い

なぜ、そうこみ上がってきたかというと、こういう経験があったからです。

娘が二歳のとき、私には痙攣が来るので面倒をみれなくなっていました。それで近くにある保育所にあずかってもらおうと考えまして、近所の方に聞いてみると、「一般」の人は入れてくれないというんです。そして指で示してこういうふうにいうんです。「あそこの人たちは〝これ〟だから、あんた、あんなとこ行ったらあかんよ。それとも、あんたも〝これ〟か」って。〝これ〟って何のことだろう、なんでうちの娘は入れてくれんのだろうかと思って、事務所に行って、「〝これ〟って何ですか」って指で示して聞いたんです。そうしたら「えっ、なんてことをいうのか！」って怒られたんですが、私も負けずに「わからんから聞いてるんです」といったんです。私は、その指の意味が部落の人たちを差別することだということも、そこが部落解放同盟の北条《ほうじょう》支部だということも知らなかったんです。そして、長い差別の歴史や、苦しい闘いの結果やっと保育所をつくれたこと、それでもまだ小さくて希望どおりにできんことを話してくれました。

結局、あとになって娘をあずかってくれたんですが、そのときに「いっぺん来てみたら」と誘われまして、解放同盟の人間学級に行きました。そこでは部落差別から解放される世界をつくっていこういうことで勉強会をしていて、私が参加したときに、あるお母さんが、自分の息子の体験を語っておられました。その体験が、息子が電気関係の会社を受けたときに、その人の本籍地が部落やいうことで落とされたということで、「同じ人間なのになんで。自分が息子を守らなければ、差別に負けてしまう」と、そのお母さんが解放運動に立ち上がった話を聞いたんです。

その頃は昭一も具合が悪くて、将来働けるだろうかという不安もつのっていたようで、どうせお父さんみたいになるんだったらと、中学生になって二回ガス自殺をしかかったんです。そのとき私は、なんとかして昭一を助けたかった。「心に光を持て。世の中は暗いかも知らんけど、自分の心の中に光を持て」と、何度も何度も昭一にいいました。

そして、部落のお母さんの言葉を聞いたとき、あのお母さんがあんなに闘っているのに自分は何をしてるんだ、本当に私は、自分のせいで昭一を死なせようとしている、自分が実名で語って水俣病と闘っていかなければ昭一を殺してしまう、と思ったんです。私たちだけじゃない、多くの人が私たちみたいになっていく、二度とこういうことをさせてはならんと私は立ち上がった。子どもに生きることを教えるために、生きて欲しいと願って、昭和四九年(一九七四年)、中学生の息子と小学生の娘を連れて環境庁に座り込みに行きました。

認定されても

環境庁だけでなく、チッソ本社にも行きましたが、そこで、「あんたは認定されてない。認定されてなければ患者じゃない」といわれました。なにが認定か。自分で魚を捕って、自分で食べて、そして主人も殺されて、娘はお腹の中で私が食べた水銀を吸収して死んで。環境庁に行ってもチッソに行っても、認定されなければ患者じゃないという扱いです。

阪神大震災(一九九五年)では天皇・皇后陛下も行きはった。それは嬉しかったんよ。でも水俣には何もなかった。私らは、天皇・皇后は日本の父母と、小さいときから聞かされて育ちました。そしたら、水俣病患者には父母はいないということでしょう。天皇制がどうのこうのいうんじゃないんです。同じ日本の人として、どう思ってなさるんかなあ、わびしいなあと思うんです。そして政府も神戸には仮設住宅を建ててくれた。時代が変わって、今なら少しはよくしてくれるのかと思いましたが、私たち水俣病患者に対しては、差別はつくっても、チッソには味方をしても、なんの助けもありませんでした。

今でもそうです。認定されたら認定されたで、認定患者と未認定患者とのへだたりができる。水俣で同じく魚を食べたんだから、みんな水俣病なんですよ。私は認定されましたが、なんで他ん者《もん》は認定されんのかと思います。本当に私より、もっとひどい人がおられます。それでも認定されない。

でも、私は水俣病と認定されて補償金をもらってからも、一向に幸せじゃありませんでした。

病院通いで一銭も残らず、私の身体で借金だけが残っていったんです。昭和六〇年(一九八五年)頃まで、私はもう本当に痙攣で苦しみました。地獄でした。痙攣が来ている間は意識がないんですが、近くに居《お》った人に聞くと、全身が弓なりになって骨が折れてしまいそうで、四人の男の人が両手両足を押さえても跳ね飛ばしてしまったそうです。その痙攣が一分間もつづいて、それが五分おきに襲って来るんです。一日に五〇回も六〇回も来るときがありました。

病院でレントゲンを撮ってみても何も写りませんでした。でも、つらくてつらくて、先生に、「目から火が出っとですよ。パチンパチンと出るんですよ。もうお腹を切ってください。先生が切らなかったら、自分で包丁で切る」いうて。そして手術をしてもらいました。手術中に痙攣が来たらもう助からないと思うと怖かったのですが、運良く無事に終わりました。そして、レントゲンでも写らなかったんですけども、大きい胆石が出てきました。卵二個分ぐらいの大きさで、ブヨブヨしてキラキラキラキラ光って、お医者さんも「こんなん見たことない」って。それからはあまりひどい痙攣は来なくなったんです。

人間の心を失わずに

それでも私にとっては、身体の痛みよりも、差別の痛みのほうがつらかったです。

うちの父はものすごく兄弟愛が強くて、だから父の目が見えなくなってからは叔父や叔母はいつも私らのことを心配してくれて、みんなが父を大事にしてくれました。だから貧乏はしたけど、みんなから思いやりをもらって、そういう面で私は幸せでした。水俣病が起こる前から確かに生活は苦しかったです。だけど差別はなかった。心が豊かだった。がんばらなあかんという気持ちがあって一生懸命生きとった。だけど水俣病は、人間の身体だけじゃなく、心までも奪ったんです。

私は親戚をものすごく信頼していたので、水俣病になったときには逆にきつかった。私や親戚に愛情があればこそ、裏腹の関係でね。父が死んだとき、兄がビール瓶を割って「なんでお前は申請したんか」と私に向かってきました。やさしかった叔父も申請はしたんですけど、認定されんままに狂い死にしました。叔母は死んでから解剖されて水俣病に認定されましたが、いっしょに暮らしていたその息子が兄弟から、「解剖までしてそんなに金が欲しいんか」といわれたそうです。私をとても大事にしてくれた叔母だったので、亡くなったときは帰りたかったんです。でも、その息子から、「帰って来るな、妙子。帰って来れば悲しくなって、よけい身体を悪くする」といわれました。私が叔母に申請を勧めたので、そのことで親戚中からきつくいわれるのを心配してくれたんです。私はとうとう叔母を見送ることができませんでした。

私が申請したために、母も兄弟もみんなが苦しんだと思う。私が認定されるなかでみんなが苦しんだ。それはあります。だけど、訴えなければ被害はもっと拡がるし、多くの人たちが苦しみの中で殺されていったんですから。

水俣を離れても「水俣病」っていうと確かに差別はありました。だけど、そのときは差別した人も、あとでわかってくれて、今はいっしょに運動やっている人もいます。

私は今は大阪を離れて松山にいますが、それは、娘の友だちで、不幸な家庭環境でつぶれてしまいそうだった娘さんをなんとか助けたい思うて、その娘さんといっしょに大阪を出たんです。私にとっては、幼くして亡くした娘への供養、償いという気持ちがあります。

でも、今でも部落の人たちへの感謝は忘れません。あそこではみんな小さいときから働いて、苦労して生きてました。その分みんな、思いやりがあって、あたたかみがあった。「水俣病」といっても差別するようなことはなかった。差別と闘っている部落の人たちとの出会いがあったから、私は心まで奪われないで生きていられたんです。人間の心を失わないためにも、私は隠さへんし、これからも実名で訴えて行こうと思っています。

（一九九六年一〇月七日）

第五章
現代を問う

チッソ水俣工場が水俣病を生み出してもなお製造をつづけていた物は化学工業の中間原料アセトアルデヒドである。これから得られるさまざまな物質の中で、最も重要であったのがオクタノールである。当時、庶民の暮らしの中に入りはじめていた塩化ビニールは、これをもとに作られる可塑剤《かそざい》を大量に添加しなければ加工できなかった。オクタノールは作るだけ売れて、チッソは増産に増産を重ねた。塩化ビニール製品の普及はチッソと業界に膨大な利益をもたらす一方で、私たちの暮らしを便利で豊かなものに変えていった。日本は水俣病に象徴される悲劇の発生を甘受したからこそ、急激な経済成長を成し遂げたのである。しかしこの半世紀、豊かさや便利さと引き換えに私たちは多くを失ってしまったのではないか。不知火海とともに病みつづけ水俣病と日々向かい合ってきた患者たちの言葉は、この社会の病の深さを気付かせてくれる。

故人たちとの再会

木下レイ子　熊本県葦北郡芦北町女島在住

きのしたれいこ　一九三四年、現在の芦北町女島生まれ。五九年、甥の小崎達純さん誕生、後に胎児性水俣病と判明。その頃、自身も発病。六一年、結婚。七一年、認定申請。七二年、認定され自主交渉派によるチッソ工場前座り込みに参加。七三年、夫認定申請するが、九二年までに二度棄却される。近年まで水俣病患者連合による未認定患者救済の運動に関わる。

——聞き手　石牟礼道子（作家）

「日月丸」のこと

——この夏（一九九六年八月）に、緒方正人《おがたまさと》さんが打瀬舟《うたせぶね》の「日月丸《にちげつまる》」に乗って、水俣から東京まで来られましたけど、レイ子さんは正人さんとは従兄弟《いとこ》にあたる方でいらっしゃいますが、準備が大変だったでしょう。

主人が昔、船大工をしていました関係上、今年の春ごろ、この「水俣・東京展」に向けて打瀬舟を東京まで持って行きたいと、一番に相談を受けたと思いますが、主人がいうには、「あん舟を海から持って行くのは、これは大変ばい」ちゅうことでしたので、「そげん無理なことはせんでいっちょかんな。もう陸《おか》から運ぶ如《ご》せんな」ち、私もそんときはいいました。でも考えてみれば、もともと船ちゅうものは海を走るもので、陸を走るものじゃなかっじゃもんなあ。ましてや打瀬舟にはいろいろな思いがあって、私の両親も姉も水俣病で死んでいますので、「じゃあ、そん人たちの魂にも加勢してもらって、なんとか東京まで行ってみて、あんたちがそうしてくれればな、それはもう良かろうばってん」ちいって、そして主人にも、「あんたができるだけのことは、一生懸命、加勢ばしてやらんな」ちゅうことになりまして、打瀬舟のつないであります港まで何回か行って、いろいろ準備の手伝いをしました。そして、八月六日に舟が東京に向かって出航したときには、私たちも見送りに行きました。

――見送ってくださった人の中には、患者さんたちが多うございましたよね。レイ子さんも含めて。

はい。そして舟が東京に無事到着しまして、この会場に展示されるまでの間のいろいろの準備にも、主人がこちらに来て、舟の修理をしたり、いろいろ手伝いをしました。東京から帰って来てから主人はずっと打瀬舟の話ばっかりです。「東京に行って、あの舟は幸せやったな」ちゅうことをいつも話しています。近所に住んでいる佐々木清登《きよと》さんが東京から帰って来たときも、第一番に私は、「どげん、達者しとったかな、舟は」ち聞きました。「とにかくレイちゃん、あの舟でよくぞ東京まで行かれたもんだ。まず行って見らんことには口じゃ話はできん。お前が今度、東京に行ったならば、まず、一番大事な舵《かじ》の所ば見てみろ。あのボロ舟でよくぞ行かれた」ちいいましたので、私は、「もちろん船長さん、乗組員のご苦労もじゃったが、水俣病で死んだ正人の父親、チッソにやられた親族一同何十人の人たちの魂が、がんばって東京まで運んで行ってくれたばいなぁ」ちいいました。あの打瀬舟は、どんな思いを乗せて東京まで来たっだろうかち思います。

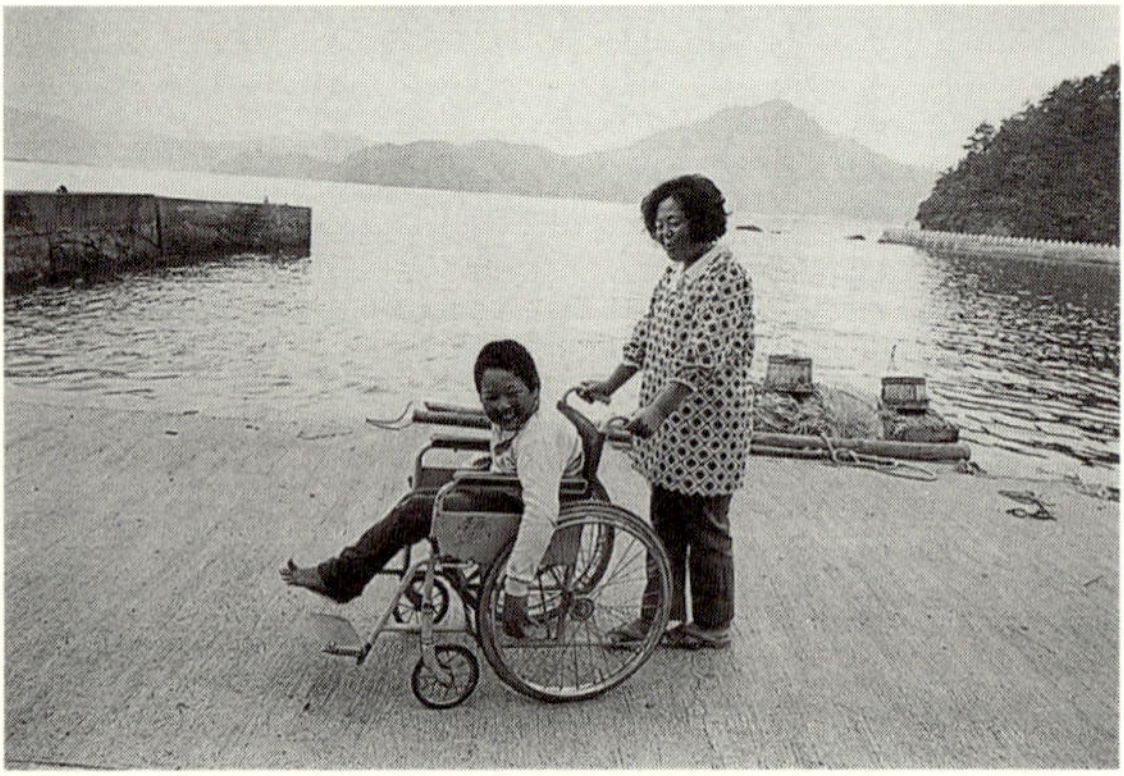

木下レイ子さんと甥の小崎達純さん，自宅前にて
（1972 年，撮影：塩田武史）

胎児性の甥の成長を見守って

――甥《おい》の小《こ》崎《さき》達純《たつずみ》さんを面倒みて育てなさいましたが、私は最初、お母さんかと思いました。

はい。当時、同居をしていましたが、達純の両親は漁をしてまして、主人は船大工をしてますし、私は幼い娘もおりましたので、ずっといっしょに面倒みておりました。ですから皆さん、達純は私の子どもかとよう間違えるときもありました。今もずっと面倒を見ていますが、なんでも私に話してくれます。今度、東京に来《く》っときも、私が具合が悪いもんですから、「東京にはいくつ泊まって来っとか。針治療ばちゃんとして行かんば」ち心配してくれました。本人は一週間に二回、針灸師《しんきゅうし》さんに来てもらって針治療をしてますので、私も呼んでくれて、そしていよいよ行く朝になったら、「気ぃつけてねえ」ちいって見送ってくれました。

達純は乗り物酔いがひどくて、車にもあまり長いこと乗っておれませんので、生まれてこのかた、どこにも行ったことがございませんし、もう三七歳になりますけれども、毎日毎日、布団の上でゴロゴロしながらテレビを見たりしていますが、風邪をひいてもなかなか治らずに高熱がつづいたり、たまには痙攣《けいれん》が来て、みんなで押さえつけてやったりしますので、一時も目を離すことができません。

――正人さんが初めて木の舟を造ったことがありましたね。そのときに正人さんは、達純さんを乗せる約束ばしとったそうですよ。「乗りたか」って達純さんもいっていて、それで、いよいよ舟を造って女島《めしま》の岸に着けたときに、私もその舟に乗せてもらっておりましたけど、正人さんは、「達純が待っとるけん、連れて来ます」というて上がんなさいましたけども、しばーらくかかって、一人で帰って来て、「やっぱ乗らん。恐ろしかー、恐ろしかちいうております」と正人さんがいって、私はショックを受けました。海辺で育って、まあ、もちろん胎児性水俣病で体がご不自由なことはありますけども、木の舟ができるのを二人ともとても楽しみにしていて。それなのにやっぱり舟を、「恐ろしか」ち。本当ならよか漁師さんになったはずの達純さんが、舟を「恐ろしか」ちいうとるって、何ともいえんぐらいショックを受けましたけども。

そうですね、漁師にとっては男の子は頼りになる貴重な存在なんですよ。ましてや、初めての孫に男の子が生まれたもんですから、私の両親、達純の祖父母がとても喜びまして、成長を見守っていたんですけども、月日がたっても首が座らず、お医者さんに行きましたら脳性小児麻痺《まひ》ちゅう診断を受けました。「あらぁ、こん子はなんでこげん体に」と、みんな悲しみました。もちろん水俣病などとは思ってもみません。その子が生まれた当時、その子の母方の祖父、正人の父親が急性激症型の水俣病で狂い死にをしました。それでも疑いを持ちませんでした。まさか達純がち思っておりましたけども、そろそろ就学時期も来ましたとき、私の母が魚の行商をしてまして、役場にお勤めの職員さん宅に行きましたときに孫の症状を話しましたところ、「多分、水俣病じゃなかろうか」ちゅうことで申請を勧められました。そして申請をしましたら水俣病ち認定されました。

人並みの体で達者に生まれてくるはずの子どもが、チッソが流した毒によって口は言語障害がひどくてしゃべれません。いまだに立って歩くこともできません。人の一生を台無しにしてもらいました。私は親よりも楽しみに育てていたのに、がっかりしました。言葉ではこれだけです。これ以上はもう、そんことについての私たちの悲しみ、怒りは、言葉では表現できません。察してください。

女島の暮らし

――ご自分のお子さんもですけど、達純さんのお世話をなさりながら、ご自分もお体が不自由なのに、いつでしたかしら、春先に、ヒジキとワカメをたくさんいただいたことがありましたけど、ご不自由な体で採られたものをもったいないと思っていただきました。そのとき、「雪の降っても海に行こごたる」っておっしゃいましたが、あの辺の暮らしとかを。

そうですね、海のそばに住んでいますもんですから、戦時中、山のほうにある小学校まで四キロの道のりを歩いて通いました。そして帰りに潮が引いとれば急いで帰ってカバンを、カバンちいってもちゃんとしたランドセルじゃなくて風呂敷包みでしたが、それをポイッと捨てとって、そしてカキ打ちをするんです。私たちの近くでは養殖ガキじゃなくて、岩に小さい天然のカキが着いております。それをみんな小さいときから採ったり、貝を掘ったり、巻き貝を採ったり、そういうことがものすごう好きでした。そういうふうに育ちましたので、大潮のときにはどこに行けばヒジキもいっぱい生えている、ワカメもいっぱいついている、あの辺に行けばモズクもあると、学校の勉強は全然できませんでしたが、そのことだけは人一倍優れてましたもん。そして一生懸命採れば親からも喜ばれました。

先祖からずっと海のもの、浜のものを採って食べてきましたので、毒があるなど全然疑いを持ちませんでした。ですから安心して食べてました。そして、水俣病は、水俣の病気だということは知ってましたけども、女島からは遠くのことでしたので、まさかちゅう気持ちがありました。でも考えてみますと海はいっしょですもんね。魚は自由に、水俣にも泳いで行ったり、女島にも来たりすっとですよ。

私も頭痛がひどくなって、どっしても我慢できなくなったとき病院に行きましたら、お医者さんが、「煙草《たばこ》ば吸うとですか」ち。煙草は吸うたことありませんし、「酒は」ち、酒も全然、さの字も飲んだことありませんので、おかしかねち思って申請しましたら、昭和四七年(一九七二年)、「あなたは水俣病患者として認定されました」ちゅう通知を受けました。そのときの気持ちは、達純が胎児性水俣病とわかったときと同じで、やはり大変ショックを受けました。

なぜならばその当時は、そういう患者がおる家は避けられてあんまり出入りもしませんし、あそこは水俣病を出したから嫁さんばもらうなとかいう話も聞いとりました。私にも娘がおりますが、どうしても病気には勝てずに申請をしました。

患者と認められてからは、初診のときはお医者さんの受付に患者手帳を出すわけです。でも、今でもやはりそれを出すのが何か気が引けて、こそっと手で隠したようにして出しています。私がなにか悪いことをして水俣病になったわけじゃありません。でもそこは、やはりひとつは私も昔の人間で、考えがちょっと古いのかもしれません。

――ここに、すすきの花と、秋桜《コスモス》の花と、木犀《もくせい》の花をいただいておりますけど、「従軍慰安婦」の、もうおばあちゃんになられた方々のお世話をなさっていらっしゃる朝鮮の方がこれを持って来てくださったそうです。さきほど、レイ子さんにそういいましたら、そういう方々のことを考えると、聞いただけで言葉も出なくなるとおっしゃいましたけど。

そうですね。私はどっしても自分に置き換えて物事を考えるんです。戦時中にはもう、いやというほど怖いめにもあいました。田舎町でして、目の前の海に大きい船が避難して来れば、それに爆弾が落ちたりして、子ども心にも怖い思いをしてきました。「従軍慰安婦」の方々の新聞記事は、絶対最後まで読めません。原爆のことやら、ハンセン病のことやら、エイズのことやら、テレビも見ていられません。なぜなら胸が詰まって、私はどうすることもできなくなるんです。

――そんなふうにレイ子さんを育ててくださいましたお父さん、お母さんとか、おじいちゃん、おばあちゃんとか、女島の村の気風といいますか、独特の、非常に優しい、心遣いの深い気風があるように思いますけど。

そうですね、私の村は一一戸ございます。以前は潮の満ちぎわに家が建っていました。自分たちで石垣接《つ》いで、それこそもう粗末な所でしたけども、昭和四四年(一九六九年)頃、道路ができました。ですから今は、家の前は道路で、道路の前はすぐ海です。満潮のときは、家の前から魚が釣れるような所です。みんな、村中仲良く、隣で魚が捕れたときは持って来てもらうし、またうちでも捕れたらあげたり、それこそお互い同じ釜の飯というような生活をしてきました。

魂との再会

父も母も先祖代々からの漁師を受け継いでいましたけど、達純が胎児性ちわかりましてからもうがっかりしてまして、それこそ働く気力もなくしまして、達純のことを気に掛けながら、父も母も亡くなりました。人は歳とって死ぬときには自分の息子や孫を案じて、ああこの子ならなんとかまがりなりにも生活はできっとねち、半分安心して天国に旅立つのだと思います。でも、父は死ぬまで、「俺は、どういうことがあっても一人では旅立ちできん。達純ば残して死なれんとじゃ」ちいっていましたので、さぞ気がかりだったと思います。母は、遺言を書いていました。葬式で送り出すとき、正人が皆さんの前で読み上げてくれました。「歳もとったので生きることにもう未練はありませんが、残された達純のことが気になってなりません。皆さん、どうぞよろしくお願いします」ち書いてありました。

私の姉も五二歳で亡くなりましたけども、とてもひどくて、水俣病そのものだということで、水俣病患者のランクでは一番上のAランクになりまして、毎日毎日苦しみ、それこそ「カラス曲がり」で手も足もこう、ヒイヒイヒイヒイ痛みながら、とうとう終《しま》いには死んでいきました。

今、そこの展示会場に、土本典昭《つちもとのりあき》さんのお力で、亡くなった五〇〇人の患者の遺影が祀《まつ》って

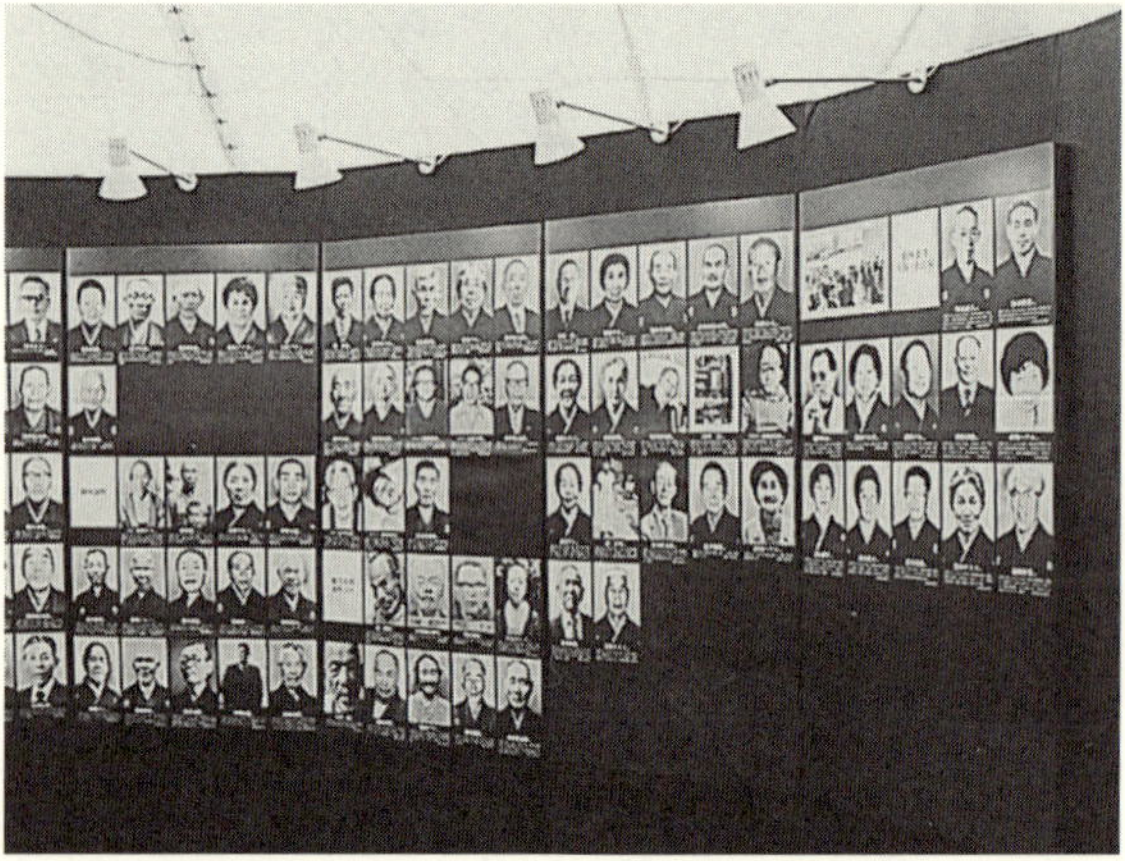

土本典昭さんによる500名の患者遺影群
（1996年,「水俣・東京展」にて）

ございますが、あそこに両親、姉の遺影もございまして、今日、行って会いましたら、私をずっと見つめておりました。横を見れば、隣のおばさん、ばあちゃん、上を見れば、おじさん、ちょっとそっちに目を向ければ、隣のおじさん、おばさん、三軒先のおじさんもおばさんも、「東京によう来たね」ち私にいっとったっじゃろうと思います。

そばには誰もいらっしゃいませんでしたので、ひとりで私はいいました。「東京は良か所じゃろうか、じいさん。初めて来たろうが。感想はどうかな」ち、いいましたら、父はなにもいわずに、「今、みんなどうしよっとか。一生懸命がんばって達純の面倒ば見てやれよ」ちいいたかったんだろうと思います。母は、もの珍しがり屋なので、「東京は毎日、祭のあっとばいね」ちいうたように聞こえました。姉は、「水俣病でやられて残念でならん。まだ若かったのに」ち私にいってました。隣のおばさんはニコニコ笑いながら、私を見てました。「おばさん、ここで会えようとは夢にも思わなかったけど、土本さんのおかげで会えたなあ」ちいうて来ました。

――打瀬舟に乗って来られた魂たちと、土本さんの撮ってくださいました写真は、セットといいますか、来てくださった方々とつながって、本当に魂が通い合って、今、レイ子さんがお話しなさったようなことは、やっぱり通い合うということだと思うんですが、舟が水俣を出て行きますときに、正人さんは何べんも見送っている人たちの前に舟を回しなさいましたよね。

私はそのとき、死んだ人たちに、「皆さん、あんたたちは乗ったかい、こん舟に。乗りおくれちゃならんばい」ちいったら、みんな笑いましたけども、「花の東京に旅立ちばい」ち私はいいました。おそらく、東京に来るのは初めての人が多かったじゃないでしょうかね。発ってから毎日、隣に行って達純と、「今日は正人あんちゃんはどの辺まで行ったろうかねえ」「今日は温《ぬく》かったがねえ」「今日は台風も来たちばってん」ち、そういう話ばっかりしておりました。

――よーう無事に、届けなさいましたねえ。

それも、あん人たちの力がもちろん一番ですけども、亡くなった人たちみんなが多分、乗っていたんだろうと思います。

水俣病で視野が広がった

――女島の部落は、たいがい患者さんのおうちでございますもんね。そしてよく行政に訴えに行ったり、裁判があって出かけられるときは、皆さん大変で、おしっこが出るのがわからなかったりなさいますものですから、お茶を前の日から飲まない、水を飲まないようにして大変でございますよね。

はい、私は振り返ってみますに、県交渉やら裁判やら、どのときもほとんど休んだ記憶はないように思います。何月何日は何があってどこに行くちゅう知らせを受けますと、何日も前から病院に行って体調を整え、そして家族の食事の用意もしまして、交渉も徹夜になったりしますのでその準備もして、あとの者に迷惑をかけないようにしておりました。そうやってこれたのも、私個人のことではなくて、やっぱり考えてみますと、元気に生まれてくるはずであった達純のことがどうしても脳裏から離れませんので、ことこのことにかけては、絶対、死ぬまでになんとしてでも、一言いうてやろうちゅう気持ちがありました。これからもずっと、おそらく私が生きている間は這《は》ってでも行くだろうと思っております。

――皆さんといっしょに交渉ごとにもよく行かれて、向こう側の、まあチッソの人たちとか、行政の人とか、裁判所の人とか、数多くお会いになりましたよね。どんな感想を持たれましたか。

そうですね、一番最後に行ったのが何年か前だと思いますが、環境庁に行きました。「環境庁に行くばい」ちいって佐々木清登さんから電話がありました。私は、達純の面倒も見らんばならんし、なかなかサッち返事はできませんで考えましたが、よし行ってやるち思って、すぐ隣の達純の所に行っていうとけば隣もそのつもりにしときますので、そして環境庁に行きました。

環境庁で、まず自己紹介をちゅうことをいわれました。五、六人いたかと思います。ずーっと聞いていますと、それぞれ、「私は水俣の何々でございます。どうぞよろしくお願いします。お世話になりますが、うちの家族はまだ救済されておりませんので、どうぞよろしくお願いします」と、皆さんそういわれます。私も頭を下げて、「私の妹も、私と同じくそれこそ寝食をともにしてきた人間ですが棄却になりました。どこがどう違うのか、症状は私よりひどうございます。どうぞ認めてやってください。お願いします」といわんばんとばいねえ(いわなければならないねえ)ち、番が来るまでは考えておりました。さあ、隣が終わって、今度は私の番です。立ちました。一礼しようかとそこで思いましたけど、私はパッと達純の姿を思い浮かべました。そして私はいいました。「私は皆さんのように、ここまで来て、お願いしますと頭を下げません。なんで被害者が加害者に頭を下げんばん(下げなければいけない)ですか」ち。

皆さん、私のいったことは間違いだったでしょうか。

(会場から)正しいです。

ありがとうございます。悪いことをしていないのに誰が頭を下げますか。自分たちの金もうけのために毒を流しとって、なんで私たちが頭を下げげんばんですか。私は大いばりでいばって、環境庁から出て参りました。

私たちは、チッソが流した毒によって、長い間、苦しめられてきました。水俣病特有の症状で視野が狭くなりました。横が見えません。でも、これだけ多くの皆さんが聞いてくださいますし、精神的には私は本当に視野が広くなりました。学校もろくに出ていません。小学校を卒業しても、中学校などほとんど行っていません。ですから読んだり書いたりするのもほとんどできません。でも、皆さんのおかげでここまでやってくることができましたし、水俣病のおかげで多くのことを教えてもらいました。学校ばかりが勉強する所じゃなかちゃ思いましたよ、皆さん。どうもありがとうございました。

（一九九六年一〇月八日）

魂のゆくえ

緒方正人　熊本県葦北郡芦北町女島在住

おがたまさと　一九五三年、現在の芦北町女島生まれ。五九年、父、急性激症型の水俣病で死去。この頃、自身も発病。七四年、認定申請し、水俣病認定申請患者協議会に参加。七五年、県議会議員のニセ患者発言への抗議により逮捕・起訴され、後に有罪判決。七七年、結婚。八一年、申請協会長に就任。原告団長として「待たせ賃訴訟」を提訴。八五年、認定申請を取り下げ、申請協を脱会。八六年、単独でチッソ工場前座り込み。九〇年、水俣湾埋立地利用策に抗議。九四年、患者・有志で本願の会発足。九六年、水俣から東京まで打瀬舟「日月丸」で航海。現在、不知火海で漁をつづける。

幼い頃の記憶

私は水俣から少し北のほうにある芦北《あしきた》町の女島《めしま》という小さな漁村で生まれて、そこで育ち現在に至っています。私が生まれたのは一九五三年です。戦後八年たって、日本社会全体としては、これから豊かな国をめざして工業化、近代化へと歩んでゆく、ちょうどそういう頃だろうと思います。村中が漁業を営む暮らしで、その中でも私の親父は網元《あみもと》で、私には一〇本の指では間に合わないぐらいたくさんの兄弟がおりますが、その緒方家の末っ子として生まれました。そして私が生まれた年は、後に水俣病患者として認定される人たちが発症し始めた年なんですね。そういう意味では私は、水俣病の時代に生まれ育ったと思っております。

私が物心ついたときにはもう、目の前の海で魚《イヲ》が死んで浮いたりしている様子を目の当たりにしました。私が三歳、四歳、五歳となるにつれて、それが一匹、二匹ではなくて群れで死んで浮いているように、だんだん拡がりを見せていくわけです。そして猫がよだれを垂らしながらキリキリ回って、苦しそうに家の壁やレンガの壁にぶち当たって、海に落ちて行くというのをずいぶん見てきました。

私が六歳になろうとするときに、非常に健康だった親父が発病し、手足のしびれから始まって後頭部に痛みを訴えて入院しなければならなくなる。病名も原因もわからないまま、二ヵ月後に亡くなるわけです。あまりにも激烈な死の遂げ方、亡くなっていく様は、幼い私にとっては受けとめようがなかった。立って歩こうとすれば、二、三歩、歩くうちによろけてつっこけて(ころんで)しまう。草履や下駄も履けない。手がものすごい勢いで震える。全身に痙攣《けいれん》が来て、猫と同じようによだれを流して、部屋の畳が擦り切れてしまうまで這《は》い回る。私が水俣病のことを考えていく過程で一番大きな動機は、親父の発病と狂い死にしていく様を見せつけられたことだったと思います。

親父が亡くなるのと同じ頃、親父の孫が二人生まれましたが、母親のお腹の中で水銀の毒が入ってしまう胎児性の水俣病だったわけです。そうやって親父の発病から始まって、私からすれば甥《おい》や姪《めい》、それから兄弟たちにも毒が回っていく。小さな漁村で、当時、「奇病」「伝染病」といわれた水俣病をかかえて、家の前を人が口を押さえて小走りで通り抜けて行ったり、私の家で捕った魚は市場で買わないというように、うつることを恐れて避けられて、非常につらい思いをしてきました。

固有の水俣病

その当時、原因企業であるチッソもすでに怪しまれてはいました。有機水銀が原因だということも、親父が亡くなる頃になると熊本大学から発表はありました。しかし、当時はどこの家でも新聞をとっていなかったし、テレビもなくて道路もない、車も電話もない、そういう閉ざされた村で陸地からはそう簡単に入って来れない所でしたので、事実がまったく知らされていなかった時代でもありました。ただ、瓢簞《ひょうたん》を横にしたような不知火海《しらぬいかい》に向かい合って舟で往《い》き来《き》し、いろんな交わりがあるわけですから、漁師の間では、「水俣の会社が毒ば流すけん、魚《イヲ》が毒ば食うて、それで福松どん(父親)もあげんなったっじゃろ」と、昭和三〇年代当初からチッソを疑っていたわけですね。

そして一九五九年、「漁民暴動事件」と呼ばれていますけれども、チッソ水俣工場が原因を認めないし、責任を認めないし、漁業補償もしないし、工場排水を止めようともしないから、私の兄貴たちも工場に押しかけたんですが、会おうともしないので、窓ガラスを割ったり、机や椅子を叩き壊したり、単車や自転車を工場の溝にぶち込んだりしたわけです。暴動というより追いつめられた漁民が自分を守るための、いわば「漁民一揆」だったと私は思います。

しかし私としては、水俣病の加害企業、原因企業がチッソであることは聞いていたし、小さいながら腹立たしい思いをしていたけれども、それまでチッソの工場を見たこともなくて、そのときはまだチッソのイメージがまったくなかったわけです。それから、当時は金を使ったことがなかった。なにしろ魚は捕ってくる、野菜は自分の家の畑で作る。ほとんどの野菜、それこそ大根、カボチャ、スイカ、柿でもビワでも裏山にあるという生活ですから。まして子どもですから一円の金も使ったことはなかった。

すでに成人していた兄や姉と違って、私は幼児期に、あまりにも異様な親父の姿を見てしまって受けとめようがなくて、チッソという会社を見たこともなく、そして金の値打ちもほとんど知らない。そこから自分の水俣病が始まっていく。ですから、私自身の「固有の水俣病」という捉え方があるように思います。これは決して私だけではなくて、それぞれの患者、被害者に「固有の水俣病」があると思います。私の家の向かいの、隣の、あるいは近所の家でも、自分の親やつれあいや兄弟や子どもや、そういう人たちを亡くした人たちがたくさんいるわけです。そういう一人ひとり固有の人間苦があった。水俣病事件史は確かに大きな流れとしては一つですけれども、私はその「固有の水俣病」がそれぞれの人生に深く食い込んでいると感じています。

恨みから疑問へ

私は、小さいときから親父をチッソに殺されたとずいぶん深く恨んでいました。子どもの頃に父親や母親を失うというのは、誰にとっても一番つらいことだと思います。しかも工場から毒が流されなければ起きなかったはずの出来事ですから。その殺した相手はいまだに操業をつづけて生き延びていることを見てきたわけです。いつか、自分が大きくなったら仇《かたき》を討とうとずっと思ってきました。小学校の高学年になり、中学生になり、だんだん、だんだん、チッソを恨む気持ちが強くなっていくなかで、二〇歳のときに水俣病の認定申請をしている患者たちの運動に参加したわけです。

ところがすでにその当時は、熊本県知事に認定申請をして、そこで認められなければチッソは患者と認めないし補償の対象にもならないということが定着していました。どこかで裁判をしたり、あるいは認定申請という手続きをしなければ、直接の加害者であるチッソの所に行けない。私は本当はチッソへの恨みを思っていたわけですけれども、運動に関わるなかで、チッソの防波堤となっている行政、特に国や熊本県の責任を追及していく運動に関わることになりました。その運動の過程では、一九七五年の県議会議員のニセ患者発言に対する抗議行動で逮捕されて牢屋にぶち込まれたこともありましたし、その他に何度も逮捕されかけたことがありました。それでもひるまず闘いをつづけてきたわけです。

しかし、一〇年以上にわたる闘いの中で、私自身の中にいくつかの疑問が起きてきました。私が求めてきた相手、チッソが加害者といいながら、チッソの姿が自分に見えてこない。手の届かないところにいる。当時の運動はまるで迷路を歩まされているように、裁判や認定申請という制度の中での手続き的な運動になっていきました。私自身は非常にまどろっこしい気持をいつも持っていたわけです。「チッソってどなたさんですか」と尋ねても、決して「私がチッソです」という人はいないし、国を訪ねて行っても「私が国です」という人はいないわけです。そこに県知事や大臣や組織はあっても、その中心が見えない。そして水俣病の問題が、認定や補償に焦点が当てられて、それで終わらされていくような気がしていましたし、チッソから本当の詫びの言葉をついに聞くこともなかったわけです。県知事や大臣、いわゆる国からも、いまだに水俣病事件の本当の詫びは入れられていないと思います。そのような形で終わらされていくことに非常に歯がゆい思いをしてきました。

闘いの三つの時期

振り返って水俣病の闘いの経過を見てみると、私はおおまかに三つの時期に区切ることができるんじゃないかと思います。

第一の時期は、患者が直接チッソを相手にして闘わざるを得なかった時期です。それは先程いいました一九五九年の「漁民暴動」、あるいはその年の暮れに患者がチッソの正門前に座り込みをするということがありましたし、それから一〇年近く沈黙を強いられましたけれども、一九六八年の政府の公害認定を契機に、チッソだけを相手にして訴えた最初の裁判が始まります。そして、水俣工場や東京本社の前で座り込む自主交渉の運動が始まる。この時期は、患者が加害者としてのチッソと直接対立し、闘っていた時期でした。その闘いの成果として、チッソに加害責任を認めさせ、「補償協定書」をのませる。その「補償協定書」では、症状のランクに応じた一八〇〇万円から一六〇〇万円の一時金という判決内容に加えて年金の支払いなどを認めさせ、さらに、そのあと認定された人たちにも同じ補償をそのまま適用するという一項も書き込まれています。これは、最初に闘った人たちが大変な苦労をして、その後につづくであろう患者に対して残してやったものです。この一項にチッソはかなり抵抗したようですけれども、ようやくのませたわけですね。

第二の時期は、「補償協定書」によって、認定を受ければチッソが補償をするという一つのレールが敷かれた一九七三年以降です。この時期の闘いの相手は熊本県が主で、認定審査会での認定のあり方のおかしさや、認定の遅れなどが問題になりました。私もその闘いの当事者でした。この時期は、行政、特に認定制度をめぐって熊本県の責任を問うという綱引きが行われてきました。何を綱引きしてきたかというと、認定基準の綱引きなんですね。熊本県やチッソが認定基準を厳しくしようとしたのに対して、患者や支援者のほうはそれを壊して、実態に合わせて引き戻そうという運動でした。この段階までは国が正面に出て来ることはなかったんです。

第三の時期は、チッソのやりくりも思うようにいかなくなって借金だらけになり、国や県に泣きつく、そして一九七八年に県債が発行されるということから始まっていきました。つまりチッソとしては補償金の支払い能力もなくなって、自立した会社ではなくなってしまい、それ以降、患者の補償金やヘドロ工事の負担金、あるいは経営悪化時には設備投資などの埋め合わせに、一八〇〇億円近い金がつぎ込まれてきたんです。そして、水俣・芦北の地域振興策が発表され、熊本県からの突き上げによって、国のほうでも環境庁に、熊本県とは別に認定審査会をつくって認定業務をやりますよということが起きてきて、この時点で国が表に出て関わるようになったわけです。

こうして見ますと、構造的な責任のある場所として、形の上ではチッソと国と県が顔をそろえたことになるわけですね。認定制度をめぐる闘いや、あるいは国の責任をめぐって患者たちが本当に苦しい闘いをしてきて、一九八〇年から、国と県とチッソを相手にした国家賠償請求訴訟が起こされていきますが、それが二〇〇〇名近い原告が結集していくという大きな流れになっていきました。そして、それまではどちらかというとチッソや県庁、それから環境庁への直接の行動が多かったわけですけれども、舞台が裁判所でのやり取りに移っていくようになります。

和解への動き

その中で、最初の国家賠償請求訴訟である熊本地方裁判所の第三次訴訟では確かに原告側が勝ちますけれども、一九八七年のその判決当時からすでに和解路線が敷かれていて、ときどき私たちもそのことを耳にしましたし、裁判で判決が確定するのを待っていても、いつまでかかるかわからないということがよくいわれていました。

そして、かつては考えられなかったような現象がいくつか出てきました。水俣市や葦北郡の三町、あるいは天草《あまくさ》郡の御所浦《ごしょうら》町とかの各市町村議会で「和解による全面解決」を求める決議がどんどん起きてくる。それから商工会から婦人会から消防団から労働組合から、もう水俣のほとんどの団体が参加してそういう機運をつくっていく。そういう意味では、和解による解決を求める社会的圧力も加わっていきました。これは全国連(水俣病被害者・弁護団全国連絡会議)による働きかけ、あるいは新聞とかテレビなどマスコミにより、「水俣病事件は、和解によって早期に全面解決をめざすんだ」という世論が形づくられたと私は思います。

その和解案では、国の加害責任を認めることも、あるいは「水俣病患者」と認められることもなく、率直にいって何かつかみ金をバラまいたような感じを受けます。国と県が皆さんの税金から三〇〇億円の金をつくって、そのうちの二六〇億円を患者へ振り分けて、残りの四〇億円を水俣・芦北の一市三町に地域振興の資金として配るというもので、水俣病と認定されていない患者一万人に、一人当たり二六〇万円、総額で二六〇億円という、ソロバンではじいたような数字が最初からありました。

しかし高齢化している患者たち、長い間の闘いに疲れている患者たちにとって、もしこの和解案を拒否すればそのあとどうなるかが読めない、展望できないだけにそれを受け入れるしかなかった。そして患者団体も、中で何人かでも和解を拒否すればこの話はオジャンになってしまう、和解金が入ってこなくなる。ですから、マンモス訴訟の原告団も他の患者団体も、その意味では全員を説き伏せなければならないという圧力が加わったことは、私は不幸な出来事じゃなかったかなと思います。国や県やチッソは、患者団体の内部管理を患者団体にさせたのです。それは国だけでなく、社会がそうさせてしまったという気がします。そしてそういう体制となった社会の流れに個人として逆らえば、孤立するという脅しがかかるわけですから、なかなか逆らうことはできなかったんだろうと思います。

この水俣病四〇年というときにあたって、「和解による全面解決」という言葉が新聞紙上やテレビの上でもまかり通って、水俣病は終わったんだという受けとめ方が流布されつつあるように思います。私は、「全面解決」というようなことが水俣病事件にあり得るんだろうかと考えてきました。「解決」という言葉に対しても抵抗を感じました。要するに「終わりにする」ということの上品ないい方に過ぎないんじゃないかと。しかも「最終的全面解決」となると強い抵抗を覚えるわけです。そしてこのことによって、水俣病事件の責任へのこだわりが非常に希薄になっていくと思うんですね。

認定申請を取り下げる

一方、私自身は、一九八五年、自らが求めつづけていた患者としての認定申請を取り下げました。そう考えるようになったのは、一つには水俣病事件の本質的な責任のゆくえを自分が追っかけていたからだと思います。確かに水俣病事件の中では、チッソが加害企業であるし、国や県がそれを擁護して産業優先の政策を進めてきたのも事実です。その意味では、三者とも加害者であることは構造的な事実です。しかし、チッソや国や県にあると思っていた水俣病事件の責任が、本質的なものなのかという疑問がずっとありました。そういう構造的な責任の奥に、人間の責任という大変大きな問題があるという気がして仕方がなかったわけです。

もう一方で、水俣病事件は私たちに何をいっているんだろうかと考えるようになりました。というのも、ずっと長い間、問われているのは加害者で、そしてそれが当たり前だと思い込んでいて、まさか自分が問われているなどとは一度も思ったことがなかったわけです。ところが、熊本県庁や環境庁や裁判所や、いろんな所に行動を起こしていく闘いの中で、その問いを受けてくれる相手がいつもコロコロ入れ替わって、相手の主体が見えないわけです。そして投げかけたものを受け取ってくれる相手がいないもんだから、逆に自分の所に跳ね返ってきてしまう。跳ね返ってきたものが、たくさん、たくさん溜まってきて、その問いに自分が押しつぶされんばかりに狂ってしまったわけです。「お前はどうなんだ」と問われたんだろうと思います。かつてチッソが毒を流しつづけて、儲《もう》かって儲かって仕方がない時代に、自分がチッソの一労働者あるいは幹部であったとしたらと考えてみると、同じことをしなかったとはいい切れない。そうした自分を初めて突きつけられたわけです。

そしてチッソとは何なんだ、私が闘っている相手は何なんだということがわからなくなって、狂って狂って考えていった先に気付いたのが、巨大な「システム社会」でした。私がいっている「システム社会」というのは、法律であり制度でもありますけれども、それ以上に、時代の価値観が構造的に組み込まれている、そういう世の中です。それは非常に怖い世界として見えました。狂っているときに、とんでもない恐ろしい世界だと思いました。このまま行けばその仕組みの中に取り込まれてしまうという危機感があったから、そこから身を剝《は》がねばならないと思って認定申請を取り下げ、それ以来、他の患者の人たちにも自分なりの呼びかけ方をしてきたわけです。

チッソはもう一人の自分

チッソとは一体何だったのかということは、現在でも私たちが考えなければならない大事なことですが、唐突ないい方のようですけれども、私は、チッソというのは、もう一人の自分ではなかったかと思っています。

私はこう思うんですね。私たちの生きている時代は、たとえばお金であったり、産業であったり、便利なモノであったり、いわば「〝豊かさ〟に駆り立てられた時代」であるわけですけれども、私たち自身の日常的な生活が、すでにもう大きく複雑な仕組みの中にあって、そこから抜けようとしてもなかなか抜けられない。まさに水俣病を起こした時代の価値観に支配されているような気がするわけです。

　この四〇年の暮らしの中で、私自身が車を買い求め、運転するようになり、家にはテレビがあり、冷蔵庫があり、そして仕事ではプラスチックの船に乗っているわけです。いわばチッソのような化学工場が作った材料で作られたモノが、家の中にもたくさんあるわけです。水道のパイプに使われている塩化ビニールの大半は、当時チッソが作っていました。最近では液晶にしてもそうですけれども、私たちはまさに今、チッソ的な社会の中にいると思うんです。ですから、水俣病事件に限定すればチッソという会社に責任がありますけれども、時代の中ではすでに私たちも「もう一人のチッソ」なのです。「近代化」とか「豊かさ」を求めたこの社会は、私たち自身ではなかったのか。自らの呪縛《じゅばく》を解き、そこからいかに脱して行くのかということが、大きな問いとしてあるように思います。

　皆さんには異論があるかもしれません。私は、裁かれるべきはチッソや国・県だと考えてきたし、そのように大方の運動が流れてきたように思います。もちろん、深い問いかけは石牟礼《いしむれ》道子さんの著書や土本典昭《つちもとのりあき》さんの記録映画などでなされたと思いますけれども、私自身の関わった運動の中では、とりわけ問われるべきは加害者であった。そのためにこの運動は、水俣病四〇年を迎えて、大方、ある処理機構の中に入れられてしまったと私自身は思っています。

これまでの患者の闘いや運動が間違っていたといっているのではありません。企業・行政の責任を認めさせるための闘いも必要だったし、実際多くの患者が苦しい裁判を長い間つづけてこられた。そのことは誤解がないようにお願いしたいんですが、ただ、その運動がどうなったのかを今見てみると、一九九五年の村山富市《とみいち》首相の、一政治家として遺憾に思うという程度の官僚作文の謝罪文であったり、和解金という低額の金銭が支払われたりというふうに、責任の意味、内容が型に入れられてしまった。今度の和解でも訴訟や認定申請を取り下げることが条件になりましたから、当の未認定患者といわれた人たちが、もう国とも県ともチッソとも闘いようがないわけです。これから先、誰と闘えばいいのか。相手がいないわけです。私は、そういう意味では和解は、制度的な処理機構をつくって、いわば金策でもって患者の魂を居留地の中に閉じ込めようとしたものだと思います。そういうあいまいなトリックが平気でつくられてその中に人間が感覚的にも閉じ込められていくという、そういう世の中になってしまったという時代認識が必要だと思うんですね。

なぜか世の中は、問題が起きるとそれを処理する仕組みを作ることだけには懸命でした。〝なんとか審議会〟を作ってみたり、〝なんとか制度〟を作ってみたり、そして値切りに値切った挙げ句の和解金なり補償金なりを支払う。率直に事実を認め、心から詫びるというのには、ほとんどお目にかかりません。責任の意味、内容が仕組み化されてしまって、魂のゆくえがないがしろにされている時代だと思います。その意味で、水俣病事件は非常に普遍的な問題提起をしている。薬害エイズやスモンや戦争の問題も、同じではないかと思っています。

魂の救いを求めて

水俣病事件の責任が、非常にあいまいなまま処理されようとしている動きの中で、患者それぞれにとっても、どこかで一度、一人の人間としての「個」に帰るということが今、必要な気がします。ある意味で組織化されてきた患者が、その組織の中の、たとえば「原告番号何番さん」「原告代表誰々以下何名」というのではなくて、「個」に帰るということが一番大事なのではないか。その中から、この水俣病事件を軸にして時代をどう見てきたか、自分自身の救いをどこに思ってきたのか、という自問自答を私自身もしなければならないと思っています。

そのときに一番大きな問題は、当事者である患者の人たちが帰る場所、どこに帰って行くのかということです。水俣を中心とした不知火海周辺の村々に、肉親を亡くした人たち、今も病に苦しんで寝たきりの状態であったり、苦しい生活をしている人たちがたくさんいるわけです。長い間、泣きの涙を流しつづけてきた、その人たちが求め探してきたものは、一言でいえば、魂の救いだったと思うんです。私自身も、やっぱりそこのところが一番探してきた道だったんじゃないかと思います。

今回（一九九六年八月）、水俣から東京まで、不知火海の打瀬舟《うたせぶね》「日月丸《にちげつまる》」を五人の若い男たちで乗ってきました。私もその一人でしたが、東京まで一五〇〇キロの海路を走って来るにあたって、やっぱりそのことが一番大きな願いとしてありました。水俣病事件史の中で亡くなった人、あるいは魚、猫、鳥、傷つき倒れ殺されていったそういう命の問いかけていることは、亡くなった人の救いということだけではなくて、実は生きている私たちにかけられた願いだと思うわけです。そして水俣病事件が私に問いかけていることは、決して制度化されない魂のゆくえ、そこにどう自らが歩み行くのかということだろうと思っています。

「国」とは何だったのか。私たちは何を「国」といってきたのか。「国に責任がある」といいながら、実はそこにあったのは、「国」という主体が見えない、主体の存在しない「システム社会」じゃなかったのか。そして私は、「国」とか「システム社会」に対してアッカンベーして、「お前たちはこのくらいのことしかできんかったのか」といって、気持ちの上でも、身も心も水俣、不知火の土地に帰って、国家と決別したほうがいいと思います。こういっても簡単にはできないことですけれども、この「システム社会」に魂が閉じ込められ制度化された患者

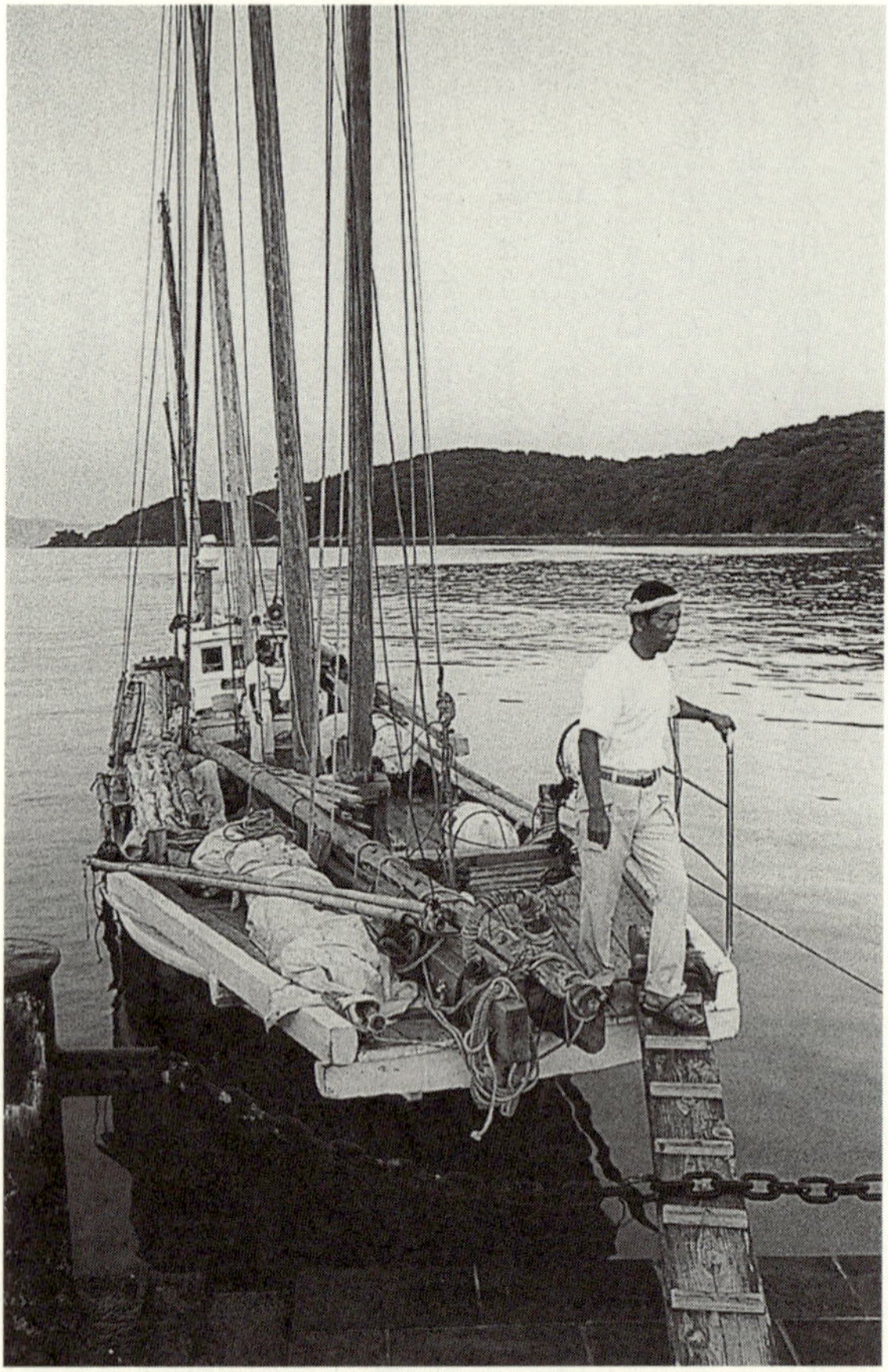

木造の内海漁船，打瀬舟「日月丸」で東京へ出航する緒方正人さん
（1996 年，撮影：芥川仁）

として存在するのではなくて、生きた魂としてもう一度、不知火の海に帰る、水俣に帰る。そういう意味では、現象の上で闘い敗れてもいいじゃないかと、魂を持って帰るということこそ大事だと思います。

小さいときに親父を殺されて、チッソをダイナマイトで爆破してやりたいと思っていた自分が、今、チッソに対してほとんど恨みを持っていません。そして私は、チッソや行政の人たち、あるいは水俣病被害が拡がっていく当時、特にチッソ擁護に加担したといわれる人たちを含めて、ともに救われたいと思います。

不知火海を見て

私は今、水俣病患者として水俣病を語っているわけでもなくて、水俣病患者として生きているわけでもありません。私の願いは、人として生きたい、一人の「個」に帰りたいというこの一点だけです。水俣病事件の四〇年、戦後五〇年、私たちを支配し、まるで奴隷下に置くかのようなこの「システム社会」が肥大化してきて、自分の命の源がどこにあって、どういうふうに生きていくのか、もうわからん如《ごと》なってしもうたそのときに、生まれ育った不知火の海と、そこに連なる山々や天草の島々、その連なる命の世界の中に、自分がひとり連なって生かされているという実感をともなって感じたとき、本当に生きているという気がするわけです。
和解とか救済という言葉が安っぽく論じられまかり通っていく。いくつもの変換装置がつくられて仕組みの中に組み込まれ、あるいは自ら進んで入ってしまう。いろんなところでそういうことが起きていると思います。私は、それぞれがそういう時代の中から身を剝がしていくということを一つ学びました。私もいまだに救済を求めています。そう願わずにはいられません。それはしかし、今までいわれてきたような患者運動、組織運動の中ではなくて、命のつながる世界に生きるという意味で、それこそこの世にいる限り、そのことを求めつづけるんだろうと思います。ただ、国のほうを見てではなくて、不知火海を見て、ずっとそういうふうにありたいと思っています。

（一九九六年九月二八日、一〇月五日）

本書の成り立ち——あとがきにかえて

本書は、一九九六年に東京・品川で開催された「水俣・東京展」(主催・同展実行委員会)での水俣病患者による全講演を採録し、その後もお話をうかがって補足、構成したものである。

水俣病公式確認から四〇年目にあたるこの年は、水俣病事件史において大きな節目の年だった。政府解決案を受けて未認定患者団体とチッソとの間で和解協定が結ばれ、関西を除く各地の裁判所で国家賠償請求訴訟が取り下げられ、水俣病は解決したという印象が強く伝えられた。このような背景のもと、「近代とは何か。人間とは何か。」をテーマに開催された水俣・東京展は、一六日間の会期中、三万人が来場し、「水俣」の経験を伝えていこうという全国的な動きの始まりとなった。そこでの患者一〇名の講演は、水俣病事件が和解などで解決するものではないことを明らかにし、さらに近代にひそむ根源的な問題を現代社会に鋭くつきつけるものだった。

患者に対するさまざまな差別があるなかで、自らのつらい体験を進んで話される方はもとより少ない。また、それまで発言されていた方でも、高齢が重なり病状が悪化するなど、いろいろな状況のもとで固辞されたり、また亡くなられた方も多く、残念なことが重なった。それでも結果的には、さまざまな地域や立場の方をお招きできたことは幸いだった。

講演ではそれぞれ一時間ほどかけて話されている。下田綾子さんは、本文にもあるように、水俣病体験を話すのはこれが初めてである。この講演は、同展実行委員会事務局長、実川悠太(現・水俣フォーラム事務局長)との縁があって実現したものだった。当日は、実川と天野祐吉さんが聞き役を務めた。また、荒木洋子さん、荒木俊二さん、佐々木清登さんの講演では、水俣病センター相思社の弘津敏男さんに聞き役をお願いした。これら聞き役の質問は構成上の都合で割愛した。仲村妙子さんの講演では、現在、部落解放同盟で支部長を務める長男の仲村昭一さんも会場から話されている。木下レイ子さんの講演では石牟礼道子さんに聞き役を務めていただいた。川本輝夫さん、杉本栄子さん、緒方正人さんは、二回ずつ別のテーマで講演している。東京での講演であるため方言を控えて話されている方が多いが、それでもわかりにくい箇所は括弧内に標準的ないい方を示した。

なお、それぞれの講演では、聴衆とともに証言を聞いた上で、天野祐吉、池澤夏樹、石川好、色川大吉、おすぎ、呉智英、隅谷三喜男、立松和平、C・W・ニコル、萩尾望都、羽田澄子、ピーコ、本間千枝子の各氏が「水俣」に寄せてお話をされている。

講演の記録は、同展実行委員会をもとに九七年一〇月に発足した「水俣フォーラム」(代表・栗原彬)に引き継がれ、出版準備にとりかかった。採録およびその後の聞き取り・構成は、同フォーラムの石黒康が担当した。数回にわたり各証言者を訪ねてお話をうかがい、内容を補足・確認していただいた。大村トミエさんはご本人の希望で、七九年の手記「死ぬ前に一ヵ月でいいから平凡な日々を」(砂田明編『季刊・不知火──いま水俣は』)を参考にした。杉本栄子さんと緒方正人さんには、それぞれ二回の講演をまとめて構成したものを、確認いただいた。その際、緒方さんは、「講演の瞬間が大事であり、真意は伝わっているが、文章化することで自分の手を離れている」ことを強調され、内容に関するいっさいの補足や訂正をされなかった。また、川本輝夫さんも二回の講演をまとめて構成したが、さらにお話をと考えていた矢先の九九年二月一八日、本書発行日のちょうど一年前に肝臓ガンで急逝され、準備の遅れが悔やまれた。内容の確認はご遺族に相談した。そのほか、各章の導入と文献目録は実川が、年表と表現上の検討は実川と石黒が担当した。

また、出版準備中に、本願の会の西弘さん、反農薬水俣袋地区生産者連合の大沢忠夫さん、大沢つた子さん、水俣病センター相思社の吉永利夫さん、弘津敏男さん、ガイアみなまたの高倉史朗さん、東京・水俣病を告発する会の久保田好生さんにはお世話になった。そして、この出版を岩波書店に薦めていただいた大岡信氏のご厚意に深く感謝するとともに、貴重な写真を提供していただいた芥川仁さん、桑原史成さん、塩田武史さん、宮本成美さん、常に適切なアドバイスをいただいた編集部の小田野耕明さんに、心から感謝申し上げる。

なお、本書の印税は、全国各地での水俣展開催などの活動に用いられる。「水俣」の経験を次世代に伝えていく活動にご参加いただける方は、水俣フォーラム(東京都新宿区高田馬場一―三四―一一竹内ローリエビル四〇一、電話 03-3208-3051、FAX 03-3208-3052、http://www1.0038.net/~minamataforum/)までご連絡いただければ幸いである。

本書は水俣・東京展での講演会がなければ生まれなかった。水俣病患者が遠方まででかけるのは簡単なことではない。何日も前から体調を整え、万難を排して来られるのである。この方々をお迎えできたのも、ご本人のひとかたならぬ決意はもとより、ご家族をはじめ付き添いの方々の献身的協力があってこそのことであった。ここにあらためて心からお礼を申し上げる。

二〇〇〇年二月

石黒　康

岩波新書新赤版一〇〇〇点に際して

ひとつの時代が終わったと言われて久しい。だが、その先にいかなる時代を展望するのか、私たちはその輪郭すら描きえていない。二〇世紀から持ち越した課題の多くは、未だ解決の緒を見つけることのできないままであり、二一世紀が新たに招きよせた問題も少なくない。グローバル資本主義の浸透、憎悪の連鎖、暴力の応酬——世界は混沌として深い不安の只中にある。

現代社会においては変化が常態となり、速さと新しさに絶対的な価値が与えられた。消費社会の深化と情報技術の革命は、種々の境界を無くし、人々の生活やコミュニケーションの様式を根底から変容させてきた。ライフスタイルは多様化し、一面では個人の生き方をそれぞれが選びとる時代が始まっている。同時に、新たな格差が生まれ、様々な次元での亀裂や分断が深まっている。社会や歴史に対する意識が揺らぎ、普遍的な理念に対する根本的な懐疑や、現実を変えることへの無力感がひそかに根を張りつつある。そして生きることに誰もが困難を覚える時代が到来している。

しかし、日常生活のそれぞれの場で、自由と民主主義を獲得し実践することを通じて、私たち自身がそうした閉塞を乗り超え、希望の時代の幕開けを告げてゆくことは不可能ではあるまい。そのために、いま求められていること——それは、個と個の間で開かれた対話を積み重ねながら、人間らしく生きることの条件について一人ひとりが粘り強く思考することではないか。その営みの糧となるものが、教養に外ならないと私たちは考える。歴史とは何か、よく生きるとはいかなることか、世界そして人間はどこへ向かうべきなのか——こうした根源的な問いとの格闘が、文化と知の厚みを作り出し、個人と社会を支える基盤としての教養となった。まさにそのような教養への道案内こそ、岩波新書が創刊以来、追求してきたことである。

岩波新書は、日中戦争下の一九三八年一一月に赤版として創刊された。創刊の辞は、道義の精神に則らない日本の行動を憂慮し、批判的精神と良心的行動の欠如を戒めつつ、現代人の現代的教養を刊行の目的とする、と謳っている。以後、青版、黄版、新赤版と装いを改めながら、合計二五〇〇点余りを世に問うてきた。そして、いままた新赤版が一〇〇〇点を迎えたのを機に、人間の理性と良心への信頼を再確認し、それに裏打ちされた文化を培っていく決意を込めて、新しい装丁のもとに再出発したいと思う。一冊一冊から吹き出す新風が一人でも多くの読者の許に届くこと、そして希望ある時代への想像力を豊かにかき立てることを切に願う。

（二〇〇六年四月）

栗原 彬

1936年栃木県に生まれる
1969年東京大学大学院社会学研究科博士課程満期退学
現在—立教大学名誉教授，水俣フォーラム元理事長
専攻—政治社会学
編著書—『やさしさのゆくえ＝現代青年論』(ちくま学芸文庫)
『管理社会と民衆理性』
『歴史とアイデンティティ』
『政治のフォークロア』
『〈やさしさ〉の闘い』(以上，新曜社)
『人生のドラマトゥルギー』(岩波書店)
『講座 差別の社会学』(編著，全4巻，弘文堂)
『「存在の現れ」の政治——水俣病という思想』(以文社) ほか

証言 水俣病　　岩波新書(新赤版)658

2000年2月18日　第1刷発行
2024年1月15日　第12刷発行

編　者　栗《くり》原《はら》 彬《あきら》

発行者　坂本政謙

発行所　株式会社 岩波書店
〒101-8002 東京都千代田区一ツ橋2-5-5
案内 03-5210-4000　営業部 03-5210-4111
https://www.iwanami.co.jp/

新書編集部 03-5210-4054
https://www.iwanami.co.jp/sin/

印刷・三陽社　カバー・半七印刷　製本・中永製本

ISBN 978-4-00-430658-0　　Printed in Japan

水俣病関連年表

1. 発生前から公害認定まで(1908 年〜1968 年)

1908. 8.20 (明41)	日本窒素肥料㈱設立(1950.1 新日本窒素肥料㈱，1965.1 チッソ㈱と社名変更)，水俣工場操業開始．
1932. 5. 7 (昭7)	日窒水俣工場，アセトアルデヒド・合成酢酸設備稼働開始．有機水銀を含む排水は水俣湾百間港へ無処理放流．
1940. (昭15)	ハンターとラッセル(英)，農薬工場で有機水銀中毒となった工場労働者 4 人の症例を報告(いわゆるハンター・ラッセル症候群)．
1941.11. 3 (昭16)	日窒，日本で初めて塩化ビニール製造開始．同工程からもメチル水銀流出．
11.―	後に水俣病と疑われる最も早い患者の発生．
1953. (昭28)	このころより水俣湾周辺漁村で原因不明の患者散発．
1956. 5. 1 (昭31)	新日窒付属病院院長細川一，水俣保健所に原因不明の脳症状患者 4 名発生と報告．**水俣病発生の公式確認**．
7.27	水俣市奇病対策委員会，患者 8 人を隔離病舎に収容．伝染病と疑われ患者家族の孤立深まる．
11. 3	熊本大学研究班，伝染性を否定．魚貝類摂取によるある種の重金属中毒と結論．工場排水が疑われる．原因物質としてマンガンが注目される．
1957. 4. 4 (昭32)	水俣保健所の実験でネコ発症．水俣湾産魚貝類の毒性が確認される．
8. 1	原因究明への協力と罹災者救済を目的に水俣奇病罹災者互助会(後の水俣病患者家庭互助会)結成．
9.11	厚生省，熊本県の照会に対し，食品衛生法による水俣湾の魚貝類の販売禁止措置はできないと回答．
1958. 9.― (昭33)	水俣工場，排水の放流先を百間港から水俣川河口へ変更(59.11 まで)．患者発生が不知火海南部全域に広がる．
1959. 7.14 (昭34)	熊本大学研究班報告会で，原因物質として初めて有機水銀が注目される．
10. 6	新日窒付属病院の実験で，アセトアルデヒド排水投与の**「ネコ 400 号」発症**．(この事実が判明したのは 1968 年．)
11. 2	不知火海沿岸漁民，排水停止などを求め水俣工場に乱入(いわゆる**漁民暴動**)．

11.12	食品衛生調査会，水俣食中毒部会の結論により「水俣病の原因は湾周辺の魚貝類中の有機水銀」と厚生大臣に答申．同部会は即日解散させられる．
11.28	水俣病患者家庭互助会，一律300万円の補償を要求して水俣工場前に座り込む(～12.27)．
12.25	厚生省，補償受給資格の判定のため，水俣病患者診査協議会(臨時)設置．患者認定制度始まる．
12.30	患者家庭互助会，新日窒と**「見舞金契約」締結**．

〈見舞金契約〉

死者30万円，葬祭料2万円，生存患者年金成人10万円，未成人3万円など．「今後原因が工場排水とわかっても追加補償しない」という条項を含み，以後患者は沈黙．後の判決は「公序良俗に反する」と指摘．

1961. 5.－ (昭36)	熊本県衛生研究所，不知火海全域の3年度にわたる毛髪水銀量調査の第一報．高濃度広域の汚染実態．
1963. 2.20 (昭38)	熊本大学研究班，原因物質につき正式発表「原因の毒物はメチル水銀で，貝とアセトアルデヒド製造設備の残渣より抽出」．
3.－	熊大助教授徳臣晴比古，これまでの研究をまとめた論文の中で「1960年までで患者発生は終息」と記載．
1965. 6.12 (昭40)	新潟大学教授椿忠雄，「新潟県の阿賀野川流域に有機水銀中毒発生」と発表．**「第二水俣病」発生の公式確認**．
1968. 5.18 (昭43)	化学工業の原料石油化により，水俣工場のアセトアルデヒド製造設備，稼働停止．水銀流出止まる．(塩化ビニール製造設備は71.3.25まで稼働．)
9.26	政府，水俣病について正式見解発表．厚生省，熊本水俣病を**公害病と認定**．

2. 水俣病裁判と自主交渉闘争(1969年～1973年)

1969. 1.28	石牟礼道子『苦海浄土――わが水俣病』刊行．
(昭44) 4. 5	患者互助会，補償問題をめぐり，チッソの勧めによる厚生省一任派と，訴訟派に分裂．
4.20	水俣病を告発する会(熊本)発足．以後，各地に同会発足．

6.14	水俣病患者家庭互助会訴訟派，チッソに損害賠償を求め熊本地裁に提訴(いわゆる**水俣病裁判**).
同日	川本輝夫ら未認定患者，「認定促進の会」結成.
1970. 2. 1 (昭45)	「公害に係る健康被害の救済に関する特別措置法(救済法)」施行．地域指定，被害者認定，医療給付など.
5.27	一任派とチッソ，厚生省の依頼による補償処理委員会の斡旋案に調印．チッソの責任にふれず一時金 80 万～200 万円．年金 17 万～38 万円など.
11.28	チッソ株主総会に「一株運動」による患者・支援者約 1000 人が出席．加害責任を直接追及.
1971. 2.17 (昭46)	土本典昭，記録映画『水俣──患者さんとその世界』完成．各地で上映運動開始.
7. 1	環境庁発足．水俣病関係業務を厚生省より移管.
8. 7	環境庁，川本らの行政不服審査請求(70.8.18)で棄却処分の取り消し裁決．同時に「影響が否定できない者は水俣病」という事務次官通知を発し，患者認定の枠を広げる．これにより熊本県，川本らを 10.6 に認定.
10.11	川本ら 10.6 認定患者，水俣工場で交渉開始．いわゆる**自主交渉闘争**開始．チッソ「新認定は従来の患者と違う」とし，総理府の公害等調整委員会への調停を求める.
11. 1	チッソ交渉拒否．川本ら水俣工場前で座り込み開始.
11.16	川本ら自主交渉派に対し，水俣市民有志の攻撃ビラが出始める.
12. 6	自主交渉派，チッソ社長との直接交渉を求め東京本社座り込み開始．以後 73.7.12 まで続行.
1972. 1. 7 (昭47)	チッソ石油化学五井工場を訪れた患者・報道陣，労働者約 200 人に暴行される(いわゆる五井事件).
12.27	東京地検，自主交渉中にチッソ社員を殴ったなどとして川本輝夫を傷害罪で起訴(いわゆる川本裁判)．以後，弁護団，起訴取り消しの「公訴棄却」を主張.
1973. 3.20 (昭48)	**熊本地裁，水俣病裁判判決**．患者側勝訴．「見舞金契約」は無効，慰謝料 1600 万～1800 万円など.
同日	訴訟派と自主交渉派，「水俣病東京交渉団」結成．3.22 生涯にわたる補償を求めてチッソと交渉開始.
7. 9	**「補償協定書」に調印.**

〈補償協定書〉

判決の慰謝料に加え，生活年金月額2万～6万円や医療費等の手当て，また，以後認定された患者にも同じ補償を適用するなど．これにより，それまで沈黙を強いられていた潜在患者の認定申請が進んだ．

3. 未認定患者問題の顕在化(1973年～1978年)

1973. 5.22 (昭48)	朝日新聞，「有明海に第三水俣病」とスクープ．**水銀パニック発生.**
	〈水銀パニックと認定審査会〉 熊大二次研究班が，汚染対照地区として調査した有明町でも第三水俣病発生の可能性を指摘．同種の工場が全国に22あり全国で「水銀パニック」が起こる．6.24 厚生省は急遽魚貝類の水銀暫定基準を総水銀0.4 ppm，メチル水銀0.3 ppmと定めた上で各地で安全宣言．74.6.7 環境庁，有明町の水俣病様患者を認めず第三水俣病を否定．後の患者認定基準となる．
1974. 3.13 (昭49)	生活に困窮した未認定患者，チッソによる補償金の一部仮払いを求めて熊本地裁に仮処分を申請．6.27 地裁，2名への医療・生活費の毎月支払いを命じる．
4. 9	熊本認定審査会，委員の任期終了を期に，以後1年2ヵ月間にわたって実質審査休止．
7. 1	熊本県，認定業務促進のための集中検診を開始(～8.31) 検診姿勢から「デタラメ検診」と呼ばれる．
7.16	認定申請者179人(後に650人)，認定の遅れは県の怠慢と，環境庁に不作為の行政不服審査申し立て．
8. 1	水俣病認定申請患者協議会(申請協)結成．翌日「デタラメ検診」に抗議．以後，早期認定を求めて環境庁・熊本県を訪れ，継続して集団交渉．
9.20	環境庁，不作為の行政不服審査申し立てにつき一部認容，大半棄却，遅れを是認する裁決．
12.13	申請協の406名，環境庁裁決を不満とし，熊本県を相

	手どり認定業務における不作為の違法確認を求め，熊本地裁に提訴．
1975. 1. 9 (昭50)	環境庁，熊本県の認定申請者につき，申請1年後からの医療費の公費負担を決定．4.1 1667人に支給開始．
1.13	東京地裁，川本裁判で執行猶予付罰金の判決．傍聴患者ら，憤慨してチッソ歴代幹部を殺人罪で告訴．76.5.4 熊本地検，元幹部2人を業務上過失致死傷罪で起訴．
8. 7	熊本県議会議員による「**ニセ患者**」**発言**．未認定患者，一斉に反発．

〈ニセ患者発言と謀圧事件〉

環境庁に陳情中の熊本県議2名が「申請者には金めあてのニセ患者が多い」と発言．緒方正人ら4名の抗議が傷害・公務執行妨害とされ逮捕される．抗議当日の多数の私服警官配置などから，患者らは弾圧を謀ったものと反発．89.3.13 最高裁で有罪(懲役4ヵ月，執行猶予2年)確定．一方，申請協による，熊本県と県議2名に対する名誉毀損の損害賠償請求訴訟では80.3.24 熊本地裁，患者側勝訴の判決．

1976.12.15 (昭51)	熊本地裁，認定業務の遅れは熊本県の怠慢で違法と判決．以後，県は改善策を環境庁に強く要望．
1977. 3.28 (昭52)	水俣病関係閣僚会議，初開催．認定業務を含む患者救済制度の抜本的見直しを確認．以後継続．
6. 7	チッソ，倒産回避のため，補償金支払いの行政による融資を県知事に要望．知事，関係閣僚会議で伝達．
6.14	東京高裁，川本裁判で刑訴法上初の**公訴棄却判決**．判決文中で国の責任を指摘したことから，以後の多くの国賠訴訟を生むきっかけとなる．
7. 1	環境庁，「後天性水俣病の判断条件」を提示．認定の要件として2つ以上の症状を求める．
10.11	熊本県水俣湾のヘドロ処理工事に着工．汚染魚封じ込めの仕切り網設置．患者・地域住民の反発により，11.– 工事中断．
12.26	不知火海沿岸住民，水俣湾のヘドロ処理による二次汚染を恐れ，国・熊本県・チッソを相手どり工事差し止

	めを求める仮処分を熊本地裁に申請.
1978. 2.24 (昭53)	申請協など患者団体, 認定業務の違法状態即時解消を求めて環境庁で座り込み. 3.19 強制排除.
6.16	政府, 水俣病対策を決定. チッソ支援のための**県債発行**と, 環境庁に認定審査会設置など.
7. 3	環境庁,「水俣病の認定に係る業務の促進について」を通知(いわゆる**新次官通知**).

〈新次官通知〉

水俣病の範囲は「医学的にみて蓋然性が高い場合」に限り, 死亡者を含む保留者に対して「新資料を得られる見込みのない場合は棄却」などとし, 71.8.7 の通知の主旨を変更. 以降棄却処分を激増させる.

4. 大量棄却と国賠訴訟(1979 年～1988 年)

1978.12.15 (昭53)	申請協の地区代表申請者 22 人, 熊本県を相手どり不作為違法状態に対する損害賠償訴訟(いわゆる**待たせ賃訴訟**)を提訴. 一審・二審とも患者側勝訴するが最高裁で差し戻しの後, 96.9.27 福岡高裁で患者側敗訴.
1979. 3.28 (昭54)	チッソを相手どり 73.1.20 提訴された「第 2 次訴訟」で熊本地裁, 未認定患者 10 人に対する初の司法認定(500 万～1000 万円認容)を含む患者側勝訴判決.
1980. 4.16 (昭55)	熊本地裁, ヘドロ処理工事差し止め仮処分で原告住民の訴え却下の判決. 6.6 熊本県, 厳戒体制で工事再開.
5.21	被害者の会の未認定患者らチッソ・国・熊本県を相手どり熊本地裁に提訴. **初の国賠訴訟**(いわゆる**第 3 次訴訟**). その後, 東京・京都・福岡でも提訴. 84.8.19「水俣病被害者･弁護団全国連絡会議(全国連)」を結成. 原告患者 2000 人のマンモス訴訟に.
9.18	申請協,「棄却のための検診なら受けない」と検診拒否を表明. 受診者に呼びかける運動開始.
1982.10.28 (昭57)	関西地方在住の未認定患者らによる国賠訴訟, 大阪地裁に提訴(いわゆる関西訴訟).
1986. 5.27 (昭61)	環境庁と熊本県など, 神経症状を有する棄却者に対し再申請しないことを条件に, 医療費支給を決定.

6.21	熊本県，検診拒否者への医療費打ち切りを通知.
1987. 3.30 (昭62)	第3次訴訟判決. 原告全員を水俣病と認め，国・熊本県・チッソに患者1人300万～2000万円の賠償命令.

〈水俣病に対する国家賠償請求訴訟の経過〉

	提訴	一審判決(対行政)	和解勧告
熊本3次1陣	80. 5.21	87. 3.30 勝訴	90.10.12
熊本3次2陣	81. 7.～	93. 3.25 勝訴	90.10. 4
関西	82.10.28	94. 7.11 敗訴	
東京	84. 5. 2	92. 2. 7 敗訴	90. 9.28
京都	85.11.28	93.11.26 勝訴	90.11. 9
福岡	88. 2.19		90.10.18

1988. 2.29 (昭63)	最高裁，チッソ刑事事件で判決. 被告の上告を棄却し元社長・元工場長の2人の有罪確認.
3. 8	申請協,「認定制度は機能せず」として直接チッソに補償要求. 5.30「水俣病チッソ交渉団」を結成し，7.27～29東京本社に，9.4水俣工場前に座り込み開始.

5.「和解」への動き(1989年～1996年)

1989. 1.13 (平1)	全国連，訴訟上の和解による新たな患者救済システムを求める決議.
3.26	チッソ交渉団，代議士らの仲介により座り込み解除.
11.21	申請協と交渉団,「水俣病患者連合」結成. 翌日，チッソ・熊本県・国に対し，73.7.9協定書の補償水準を下回る要求書提出.
1990. 3.31	熊本県，水俣湾ヘドロ処理工事終了.
(平2) 9.28	東京地裁，原告患者側の求めにより，全当事者に和解勧告. 以後，各裁判所で同様の勧告. いずれも県とチッソは応じる姿勢，国は拒否.
1994. 1.31 (平6)	水俣市長に旧久木野村出身の吉井正澄当選. 以後，水俣病事件につき積極的に発言. 市民間の和解策を推進.
7.11	「関西訴訟」大阪地裁判決. 国・県の責任は認めずチッソに300万～800万円の賠償を命じる. 一部原告敗訴.
1995. 7.16 (平7)	村山富市首相，水俣病につき談話発表. 患者救済の遅れに対して「心から遺憾の意を表したい」と陳謝.

9.28	政府与党，環境庁の調停案をもとに最終解決案を提示．未認定患者3団体，政府解決案の受諾を次々に決定．
1996. 5.19 (平8)	全国連とチッソ，**和解協定書調印**．これにより未認定患者3団体の調印終了．

〈和解協定〉

裁判や認定申請などを取り下げることを条件に，260万円の一時金と医療費・医療手当てを支給．1万人以上が対象となった．また，水俣・芦北地域の再生と振興策も盛り込まれた．

5.23	全国連，すべての国賠訴訟を取り下げる．「関西訴訟」は和解を拒否して裁判を継続．

6.「和解」以降(1996年～)

1996. 9.28 (平8)	東京・品川で「水俣・東京展」開催(～10.13)．その後，全国各地で水俣展が開催される．
1997.10.16 (平9)	熊本県，水俣湾内の魚貝類の水銀値が正常に戻ったとして汚染魚仕切り網を撤去．
1999. 6. 9 (平11)	政府，チッソ救済のため一般会計からの支出を決定．

〈水俣病の患者数(1999.12.末現在)〉

	熊本水俣病	新潟水俣病
認定申請者	12,606人	1,831人
認定患者	2,263人	690人
棄却患者	9,106人	1,071人
申請取り下げ者	1,176人	70人
未処分申請者	61人	0人
和解対象者	10,353人	799人
保険手帳受給者	1,187人	35人

水俣病関連文献

（被害者・地域住民の聞き書や資料性の高い書籍に限定した.）

日本窒素肥料株式会社『日本窒素肥料事業大観』同社, 1937 年
桑原史成『写真集　水俣病』三一書房, 1965 年
桑原史成『水俣の人びと』草の根出版, 1998 年
宇井純『公害の政治学──水俣病を追って』三省堂, 1968 年
富田八郎『水俣病　水俣病研究会資料』水俣病を告発する会, 1969 年
水俣病研究会『水俣病にたいする企業の責任──チッソの不法行為』水俣病を告発する会, 1970 年
水俣病研究会『認定制度への挑戦──水俣病に対するチッソ・行政・医学の責任』水俣病を告発する会, 1972 年
水俣病研究会『水俣病事件資料集』葦書房, 1996 年
水俣病を告発する会『縮刷版「告発」』東京・水俣病を告発する会, 正編 1971 年, 続編 1974 年
水俣病を告発する会『縮刷版「水俣」』葦書房, 1986 年
石牟礼道子『苦海浄土──わが水俣病』講談社文庫, 1972 年
石牟礼道子(編)『わが死民──水俣病闘争』現代評論社, 1972 年
石牟礼道子(編)『不知火海──水俣・終わりなきたたかい』創樹社, 1973 年
石牟礼道子『流民の都』大和書房, 1973 年
石牟礼道子『天の魚』筑摩書房, 1974 年
石牟礼道子(編)『天の病む──実録水俣病闘争』葦書房, 1974 年
石牟礼道子『草のことづて』筑摩書房, 1977 年
石牟礼道子(文), 丸木俊・位里(絵)『みなまた海のこえ』小峰書店, 1982 年
石牟礼道子『形見の声』筑摩書房, 1996 年
原田正純『水俣病』岩波新書, 1972 年
原田正純『水俣病にまなぶ旅』日本評論社, 1985 年
原田正純『水俣病は終わっていない』岩波新書, 1985 年
原田正純『水俣の赤い海』フレーベル館, 1986 年
塩田武史『水俣──深き淵より '68～'72』西日本新聞社, 1973 年
山本茂雄(編)『愛しかる生命いだきて──水俣の証言』新日本出版社, 1976 年
宮本憲一(編)『公害都市の再生・水俣』筑摩書房, 1977 年
有馬澄雄(編)『水俣病──20 年の研究と今日の課題』青林舎,

水俣病関連文献

1979年
土本典昭『わが映画発見の旅――不知火海水俣病元年の記録』筑摩書房, 1979年
川本裁判資料集編集委員会『水俣病自主交渉川本裁判資料集』同編集委員会, 1981年
水俣病センター相思社(編)『水俣・厳存する風景 芥川仁写真集』同社, 1980年
水俣病センター相思社『絵で見る水俣病(ILLUSTRATED MINAMATA DISEASE)』世織書房, 1993年
W. ユージン・スミス, アイリーン M. スミス『写真集 水俣』三一書房, 1982年
色川大吉(編)『水俣の啓示――不知火海総合調査報告(上・下)』筑摩書房, 1983年
羽賀しげ子『不知火記――海辺の聞き書』新曜社, 1985年
岡本達明・松崎次夫(編)『聞書水俣民衆史(全5巻)』草風館, 1989～90年
最首悟(編)『出月私記――浜元二徳語り』新曜社, 1989年
吉田司『下下戦記』文春文庫, 1991年
藤本寿子(文), 芥川仁(写真)『水俣海の樹』海鳥社, 1992年
後藤孝典『沈黙と爆発――ドキュメント「水俣病事件」1973～1995』集英社, 1995年
富樫貞夫『水俣病事件と法』石風社, 1995年
NHKスペシャル取材班『戦後50年その時日本は 第3巻 チッソ水俣 工場技術者たちの告白』日本放送出版協会, 1995年
池見哲司『水俣病闘争の軌跡――黒旗の下に』緑風出版, 1996年
緒方正人(語り), 辻信一(構成)『常世の舟を漕ぎて――水俣病私史』世織書房, 1996年
木野茂・山中由紀『水俣まんだら――聞書・不知火海を離れた水俣病患者』るな書房, 1996年
宮澤信雄『水俣病事件四十年』葦書房, 1997年
水俣病患者連合『魚湧く海』葦書房, 1998年
水俣病被害者・弁護団全国連絡会議『水俣病裁判 全史(全4巻)』日本評論社, 1998年～
水俣フォーラム『水俣展総合パンフレット』水俣フォーラム, 1999年